睡眠保健手册

主　编　张宝和

科学出版社
北　京

内 容 简 介

作者根据睡眠医学理论和临床经验，以简明易懂的编写方式，将有关睡眠的基础知识、睡眠障碍、失眠的诊治与相关疾病、阻塞型睡眠呼吸暂停低通气综合征、梦的解读、睡眠障碍的评估检查，以及如何通过养生保健改善睡眠等内容做了有针对性的介绍。特别是通过养生保健的方法改善睡眠，如生活细节、睡前准备、睡眠姿势、睡眠食疗、睡眠偏方、中医论道、运动处方、保健按摩、传统助眠方法等内容，非常实用。

本书适于有睡眠障碍的患者和大众读者阅读参考。

图书在版编目（CIP）数据

睡眠保健手册 / 张宝和主编. --北京 ：科学出版社, 2019.12

ISBN 978-7-03-062414-7

Ⅰ. ①睡… Ⅱ. ①张… Ⅲ. ①睡眠－手册 Ⅳ. ①R338.63-62

中国版本图书馆 CIP 数据核字(2019)第 212951 号

责任编辑：李 玫/责任校对：郭瑞芝

责任印制：徐晓晨/封面设计：牛 君

科 学 出 版 社 出版

北京东黄城根北街 16 号

邮政编码：100717

http://www.sciencep.com

北京凌奇印刷有限责任公司 印刷

科学出版社发行 各地新华书店经销

*

2019 年 12 月第 一 版 开本：720×1000 1/16

2020 年 6 月第二次印刷 印张：10

字数：155 000

定价：68.00 元

（如有印装质量问题，我社负责调换）

序

失眠等睡眠障碍疾病，长期困扰着众多居民，导致人们体质下降和引发各种慢性疾病。2018 年，中国睡眠研究会调查证实，成年人失眠患病率达 57%，数亿国人受到睡眠障碍的困扰，影响身心健康。因此，普及睡眠健康知识，纠正失眠等睡眠障碍，提高睡眠质量，具有重要意义。

作者长期从事军地医疗保健工作，积累了丰富的经验，擅长诊治睡眠障碍、抑郁焦虑障碍、认知功能异常等神经系统疾病。该书从睡眠生理机制等基础知识入手，深入浅出地介绍了国内外最新睡眠障碍疾病诊治进展，包括大量睡眠保健调理方法等。其内容实用、简明易懂，可读性较强，参考价值较大，对广大读者拥有高质量睡眠，提高自身健康水平很有帮助，特向读者推荐此书。

张　熙

中国睡眠研究会副理事长

中央军委保健医学专业委员会委员

解放军总医院第二医学中心神经内科主任医师，教授

2019年7月

前 言

拥有健康是人生的最大幸福，而优质的睡眠是健康的重要保证。古人早已认清人生健康真谛：食饮有节，起居有常，不妄作劳，故能形与神俱，而尽终其天年，度百岁乃去。美国加州大学伯克利分校心理学和神经科学教授Matthew Walker认为：睡觉是让你延长生命的革命性新秘方。睡眠占人一生1/3的时间，具有促进生长、增强记忆、稳定情绪、强化免疫功能，以及防控肿瘤等重大疾病等作用。当前，由于不良生活方式的影响，慢性疾病谱已发生重大变化，心脑血管疾病、糖尿病、恶性肿瘤、睡眠障碍等发病率呈不断增加趋势，而良好的睡眠对各种慢性病有很好的防控作用。本书详尽解读睡眠-健康-保健的奥秘，不仅介绍了睡眠基础生理知识及睡眠障碍疾病防治对策，还包括睡眠养生、调理保健方法等内容，以帮助读者获得“治百病”的良方。希望本书能帮助读者拥有高质量睡眠，智慧养生健康天年。

张宝和
解放军总医院第六医学中心
2019年7月

目　录

第 1 章　睡眠的基础知识

1. 睡眠的意义

充足的睡眠、均衡的饮食和适当的运动，是关乎人类健康的最重要的指标。睡眠是重要的生理过程，好的睡眠质量可促进机体恢复，整合和巩固记忆，完成大脑代谢排毒，是人类健康和生存不可或缺的重要因素。

2001 年，国际精神卫生和神经科学基金会发起了一项全球性关注睡眠健康活动，将每年 3 月 21 日定为“世界睡眠日（World Sleep Day）”。

几千年来，人类一直试图探索睡眠的奥秘。不断有人思考着同样的问题：生命如此短暂，睡眠占用这么多时间，意义是什么？

2000 多年前，古罗马宫廷医师盖伦试图对睡眠做出解释：睡眠与大脑脑汁有关，可能是人体的动力源泉。当人处于清醒状态时，脑汁流向全身，滋养身体各项功能，随着脑汁的减少，大脑逐渐枯竭，进入睡眠状态，全身汁液流回并滋润大脑，生成新的脑汁，为白天的活动积蓄能量。

亚里士多德认为，食物在胃肠分解释放热气，气体充满大脑，人进入睡眠状态。在睡觉过程中，身体受损的部分被取代并重建。

莎士比亚则认为，舒服的睡眠是大自然给予人的温柔的、令人想念的看护。

健康成人每天需要 8 小时左右的睡眠，青少年需要更多睡眠时间，老年人的睡眠时间略少。入睡后，生理节律减慢，骨骼肌张力降低，呼吸、心率、基础代谢减慢，体温下降，血压降低，瞳孔缩小，唾液分泌减少，胃液分泌增加，合成储存能量。

良好的睡眠可恢复体能，消除疲劳，保持免疫功能，有助于生长激素的分泌，促进婴幼儿生长发育。良好的睡眠有助于巩固记忆，完善认知功能，缓解紧张、焦虑等不良情绪，促进心理健康。

睡眠保证了人体各种生理功能正常运转，以应对各种高度复杂的社会活动，是生命活动中重要的一环。

2. 睡眠时间

睡眠时间与年龄、性别、身体状况等诸多因素有关。睡眠质量包括：能否快速入睡、足够的深睡眠比例、良好的睡眠连贯性、早晨自然醒来、白天精力充沛等。

不同年龄段所需要的睡眠时间不同。

（1）0～3 月龄：14～17 小时（此前为 12～18 小时）。

（2）4～11 月龄：12～15 小时（此前为 14～15 小时）。

（3）1～2 岁：11～14 小时（此前为 12～14 小时）。

（4）3～5 岁：10～13 小时（此前为 11～13 小时）。

（5）6～13 岁：9～11 小时（此前为 10～11 小时）。

（6）14～17 岁：8～10 小时（此前为 8.5～9.5 小时）。

（7）18～25 岁：7～9 小时（新的组别）。

（8）26～64 岁：7～9 小时（不变）。

（9）65 岁以上：7～8 小时（新的组别）。

3. 睡眠周期

在过去的半个多世纪，脑电图等神经电生理技术广泛应用于睡眠研究领域，现代睡眠医学理论逐渐趋于形成。

1929 年，德国精神病学家汉斯 • 贝格尔发明了脑电图仪，将电极置于受试者头部，可记录清醒状态时及不同睡眠时期大脑神经元电生理活动。

1937 年，美国 Loomis 等借助脑电图扫描技术，分辨出觉醒和睡眠的 5 个循环阶段。

1953 年，芝加哥大学生理学教授 Nathaniel Kleitman 等发现了梦境睡眠，即快速眼动（rapid eye movement，REM）睡眠。

根据睡眠脑电波表现，眼球运动情况和肌肉张力等变化，将睡眠周期分为两种不同的时相，即非快速眼动（non-rapid eye movement，NREM）睡眠和快速眼动睡眠，整夜包括 4～5 个睡眠周期，NREM 睡眠占 75%～80%，REM 睡眠占 20%～25%。

每个睡眠周期可细分为清醒期（wakefulness）、NREM 睡眠 1 期、NREM

睡眠 2 期、NREM 睡眠 3 期、NREM 睡眠 4 期和 REM 睡眠期，或按入睡期、浅睡期、熟睡期、深睡期、快速眼动期划分。

（1）NREM 睡眠

入睡潜伏期是指自躺下到入睡阶段，成年人一般为 20～30 分钟。

入睡后，进入首次 NREM 睡眠，又称慢波睡眠，呼吸均匀、变浅、变慢，心率、血压下降，深、浅感觉减退，全身肌肉松弛，保持一定姿势，无明显眼球运动。

N1 浅睡期：持续 0.5～7 分钟，为低电压脑电图，为α波、θ波，频率 4～7 周/秒。大脑部分清醒，容易唤醒，身体放松，呼吸节律、心率等生理活动变慢，思维漫游，类似冥想和催眠状态。

N2 浅到中睡期：经过 30～38 分钟，脑电图仍为低电压波，出现部分睡眠纺锤波及 K 复合波，生理活动变慢，肌肉放松，肌张力较低，为浅睡到中等深度睡眠。

N3 熟睡期：持续 15～30 分钟，开始出现高电压脑电波，为δ波，电压超过 50μV，频率 1～2 周/秒，肌肉近乎完全松弛，肌张力低下，生理活动更慢，难以唤醒，为中到深度睡眠。

N4 深睡期：约持续 10 分钟，主要特点是脑电波δ波占优势，肌肉最放松，肌张力极低，内分泌活跃，激素分泌，组织修复，极难唤醒，为深度睡眠。

深睡眠时，脑电波活动频率最低，大脑获得充分休息，脑垂体分泌生长激素，少年儿童发育成长，生长激素促进肌肉新陈代谢，恢复体力，强壮骨骼，呼吸节律、心率达到最低点，血管扩张，血液流向肌肉组织，机体滋养修复。

深睡眠比例随年龄而变化，青年人 N1 期占睡眠的 5%～10%，N2 期约占 50%，N3、N4 期约占 20%；中老年 N3、N4 期逐渐减少；60 岁以后，N3、N4 期继续减少甚至消失，夜间醒转次数增加。

（2）REM 睡眠

首次入睡约 90 分钟，进入第一个 REM 睡眠，持续数分钟到数十分钟，为梦境睡眠，又称快波睡眠，或异相睡眠。

REM 睡眠参与形成并巩固记忆，大脑功能修复，提高创造力，缓解精神压力，稳定情绪。

随着不同梦境，双眼不由自主地快速移动，眼外肌、表情肌及手指可见频繁细微的收缩活动，骨骼肌处于近乎“瘫痪”状态，肌张力极低。

各种感觉功能减退，血压较前升高，呼吸稍快且不规则，体温、心率有所增高，人体生理代谢活动增加，接近清醒水平。

脑电图与觉醒状态时相似，为不规则β波，皮质活动去同步化。如果此时被唤醒，74%～95%的人表示正在做梦。

REM睡眠时间随年龄增长逐渐减少。出生时，REM睡眠比例较高，与大脑皮质联络纤维发育及大脑髓鞘发育时间相平行。早产儿REM睡眠占80%，2岁儿童占20%～35%，10岁少年占25%，青春期以后约占20%，70岁以前很少改变。

过早出现REM睡眠，如睡眠开始15分钟内出现，称为睡眠开始型REM，多见于发作性睡病患者，也可见于6月龄前的婴儿。

精神发育迟滞儿童、老年痴呆及长期口服抗抑郁药患者，REM睡眠时间减少。

（3）睡眠周期变化

睡眠和觉醒是人体的两种生理状态，随着昼夜交替，形成节律性睡眠-觉醒周期。睡眠并非是由浅睡到深睡的单一过程，而是不断变化的动态过程。

前半夜，NREM睡眠较多，深睡眠比例高，平均20分钟出现一次身体姿势调整，较难被唤醒；后半夜，N3、N4期睡眠越来越少，渐至第4期消失，浅睡眠增多，深睡眠变少，REM睡眠延长，梦境增多。

睡眠周期不断重复依次进行，直到早晨，自梦境睡眠中醒来。

4. 梦境

近年来，由于多导睡眠仪、磁共振扫描、正电子发射断层扫描和局部脑血流等检查设备及心理学检查方法大量应用于梦境研究领域，人们认识到更多关于梦的意义。

每个睡眠周期分为两个时相，即NREM睡眠和REM睡眠，前者为慢波睡眠，后者为快波睡眠，又称梦境睡眠。

在前半夜，慢波睡眠占主导地位，梦境内容不被人们所知。到了后半夜，快波睡眠时间增加，产生大量梦境。清晨醒来，人们能记住部分梦境内容。

（1）梦境的表现

在 REM 睡眠期，心率、呼吸加快，血压升高，肌肉松弛，半晨勃等现象，生理活动增强，大脑血流量增加，眼球不停地左右转动，身体大部分肌肉呈现完全松弛状态，少部分肌肉如面肌、口角肌、四肢等出现轻微抽动。孕妇做梦时可表现为胎动增多。婴儿表现更为明显，出现吮吸、微笑、手足徐动或短促发声等动作。

（2）梦境的产生

人们曾认为，做梦是大脑皮质兴奋的产物。实际上，“梦境发生器”位于脑干，梦境起源于脑桥附近，皮质参与梦境的产生。

随着脑桥网状神经元细胞核放电，产生去同步化脑电活动，传导至中缝核尾部、蓝斑核中部及尾部，神经元电兴奋，视交叉上核、丘脑神经元冲动并上传。同时，网状脊髓束传导电兴奋信号，抑制全身骨骼肌张力。

在脑桥外侧膝状体和枕叶皮质之间，产生周期性高波幅放电，称之为脑桥-膝状体-枕叶皮质波（PGO），为进入快波睡眠期的标志。

PGO 电信号上传至前脑皮质神经核团，依次传导至感觉、运动及情感等皮质区域，结合记忆存储器中相应信息，产生图像觉，为梦境体验内容。

虽然没有外界视觉信息传入，由于冠状放电系统被激活，PGO 波电信号上传形成梦境，内容不连续、无逻辑，为认知综合整合产物。

清醒时，人睁开眼睛，双眼扫视周围环境，外界影像进入视网膜，经丘脑上传到大脑皮质视觉中枢，产生“看见”的感觉，为不规则共轭快速眼球运动波。

在 REM 睡眠期，人双眼紧闭，眼球快速左右水平转动，产生清晰的与清醒状态类似的脑电波，低波幅、混合频率，类似α波或θ波，间或为典型锯齿波。

尽管没有影像经视网膜进入，但脑桥神经细胞电生理信号兴奋传导，进入视觉回路，梦境感觉栩栩如生。

当身处瑰丽或恐怖梦境时，人们或开心投入或奔跑逃避，虽然眼球在活动，但全身肌肉却处于最松弛状态。

与外界无关的刺激较难唤醒处于梦境睡眠中的人，此为深度睡眠。当外界刺激具有特殊含义且与梦境内容有关时，入睡者极易被唤醒，应属于浅睡眠状态。

如果梦境被突然打断，梦者的情绪可能会短暂失控，甚至焦躁不安，产生一过性幻觉，甚至出现某种精神症状。

当眼球不再快速移动时，意味着梦境睡眠结束，过渡到 NREM 阶段。出生后即丧失视觉的人因为没有视觉感觉，做梦时不产生图像。

（3）梦境切换

动物实验发现，睡眠切换中枢解剖定位于脑桥被盖区（pontine tegument）。在中脑深部，存在能将小鼠“踢出”REM 睡眠的神经元。在此类神经元上安装“开关”，可精确激活或抑制小鼠梦境睡眠，缩短或延长 REM 睡眠时间。研制作用于上述“靶点”的相关药物，可人为控制梦境。当“开关”打开时，相关神经元被激活，REM 睡眠时间减少。反之，神经元活性被抑制，REM 睡眠时间延长。

（4）药物影响

部分药物影响梦境睡眠，停药后梦境增加，多梦、噩梦。苯海索、左旋多巴等用于治疗帕金森病，影响多巴胺代谢，导致嗜睡、噩梦，利血平、美托洛尔、比索洛尔等抗高血压药亦导致多梦。

5. 生物钟

昼夜节律（circadian）源自拉丁语，意思是“大约一天”，即生物钟，为人类生命活动的内在生理周期节律。

1984 年，来自美国的 Jeffrey C. Hall，Michael Rosbash 和 Michael W. Young 三位科学家先后克隆出周期基因“period”，证实了“生物节律”假说，为此，他们获得了 2017 年诺贝尔生理学或医学奖。

（1）生物钟

生物钟活动精确而规律，为一种与生俱来的生理节律，一般不受其他外部因素影响。生物钟影响机体生理、心理、体力、脑力等变化，与昼夜、四季等自然环境变化一致。包括时间中枢、空间中枢、功能中枢及终止中枢等，分别具有时间、空间定位，以及事件维持和禁止等功能。

昼夜节律调节中枢位于脑干视交叉上核附近，区域约针头大小，参与调节的神经细胞达数万个之多。

早晨，视网膜接收日光信号，视交叉上核接收外界信号，抑制褪黑激素分泌，进入日间活动模式，完成大量功能活动；晚上，褪黑激素水平升高，倦意来袭，进入睡眠期，机体修复整理，大脑排毒，完成记忆等生理过程。

人体昼夜生物钟节律时间平均为 24.2 小时，与外部自然环境同步。

习惯晚睡晚起的人生物钟节律稍慢，称之为“猫头鹰”型；习惯早睡早起的人生物钟节律则稍快，称之为“百灵鸟”型。

生物节律失调可能与某些慢性病有关，如帕金森病、阿尔茨海默病等神经退行性疾病。

（2）调控机制

研究证实，人体有 3 万多个基因，其中约 10%受生物钟节律控制，参与内分泌、基础代谢等调节，影响激素释放，与睡眠、觉醒、体温、血压、心率、呼吸等生理变化有关。其中，主要调控基因是周期基因（period）家族（*PER*1，*PER*2，*PER*3）和隐花色素（crypto chrome）基因家族（*CRY*1，*CRY*2），通过反馈环路调节。

果蝇体内的一种基因发生突变后，改变其生物钟运行规律，使节律变快或变慢，甚至关闭，被命名为 *period* 基因（*PER* 基因），即周期基因，其核糖核酸（mRNA）和蛋白质水平呈现昼夜节律性波动，早晨浓度较低，夜晚浓度升高。

周期基因（*PER* 基因）编码蛋白质“PER”，夜间积累，白天降解，通过自身表达抑制等机制，与昼夜节律同步。生物钟基因（timeless）*TIM* 参与修正及调控“PER”蛋白质表达过程。

（3）生物钟紊乱

“CLOCK”和“BMAL-1”为两个基因编码蛋白质，与 DNA 结合，控制生物钟节律。

利用基因工程技术改造实验小鼠，选择性删除大脑皮质和海马体基因编码蛋白质（BMAL-1），保留位于视交叉上核等区域睡眠觉醒周期调节中心，打乱小鼠的生物钟周期活动。

小鼠逐渐出现一系列相关病理变化，抗自由基损害能力减弱，包括突触减少、相关炎症反应增加等，甚至出现严重的神经炎症综合征，导致神经退行性疾病。

相比健康对照组，实验小鼠携带患病基因，发病前经历了更多睡眠障碍，昼夜节律失调明显。给予镇静药或兴奋药治疗，人为助眠或唤醒后，小鼠恢复规律性睡眠及生物钟周期节律，延缓认知功能衰退进程。

（4）大脑保护

研究发现，昼夜节律失调的老年女性轻度认知功能障碍患病率增加，在认知症状出现多年以前，相关异常蛋白已在脑内聚集。快速眼动睡眠期行为障碍患者生物钟紊乱，昼夜节律异常，影响大脑细胞代谢产物清除过程。

人们希望实现基于分子水平的大脑保护模式，选择性增强或抑制某些生物钟基因功能，以实现对大脑的全天候保护。

加强日间活动，增加阳光照射，夜间补充褪黑激素，稳定生物钟节律，有助于降低或延缓神经退行性疾病的患病风险。

6. 亚昼夜节律

昼夜节律几乎涉及与睡眠觉醒有关的所有过程，存在于其他的生物学振荡子中，特性为长周期或短周期，具有重要的生理意义。周期长于 24 小时为超昼夜节律，周期短于 24 小时为亚昼夜节律。亚昼夜节律作用遍及睡眠-觉醒周期。

在睡眠过程中，快速眼动与非快速眼动睡眠期交替，是叠加在昼夜节律上的一种重要亚昼夜节律，其周期为 90～100 分钟。

深慢波睡眠阶段主要发生于睡眠的前 2～3 小时，快速眼动睡眠与浅慢波睡眠交替，则是后半夜睡眠的特征。通过控制快速眼动睡眠和非快速眼动睡眠，使之相互作用并不断转化，实现睡眠生理平衡。例如，在北半球，冬天比夏天睡眠时间更长。在北欧某些地区，夏季 24 小时处于阳光环境中，则很难让人入睡。

研究发现，与夏季比较，受试者冬季睡眠-觉醒周期延迟了 90 分钟，第 4 期深睡眠持续时间比夏天减少了 16 分钟，快速眼动睡眠期平均增加了 20 分钟。

人们最熟知的超昼夜节律是女性月经周期，控制月经周期变化的不是某种振荡子，而是女性生殖、内分泌等系统功能相互作用的结果。

男子性节律变化更为神秘，但不如女性明显，其生理作用也未明了，如尿液中 17 甾酮（20 天）、血浆中睾丸激素（20 天）、音调感受能力（20

天）等。

透过亚昼夜节律视角观察，可理解人们周末睡眠习惯差异。熬夜工作后，早上起床上班，通常不是生物钟的作用，而是闹钟的作用，生物钟与自然明暗周期变化不再同步。由于有周末休息放松等预期，人们可能睡得更晚，次日可以睡到自然醒。

相比于中老年人，青少年睡得较晚，可能一觉睡到中午，这种现象被称为社会性时差，应部分归咎于使用人造光源影响生物钟所致。随着年龄的增长，对睡眠的需求呈现减少的趋势。青少年儿童需要睡 9 小时以上，而 50 岁左右的人可能只需要睡 7～8 小时。即使青少年与中年人的作息时间表完全相同，在周末之前，青少年所积累的睡眠不足程度更大，在周末需要比工作日更多的睡眠时间。在年龄相近的成年人中，亚昼夜节律不同，部分人对夜晚的光照更加敏感，褪黑激素分泌被抑制得更为严重。

亚昼夜节律现象作用于全天休息-活动过程，人为控制夜晚过量灯光等影响，个体亚昼夜节律更适应自然，减轻社会性时差变化引起的相关症状。

7. 睡眠管理系统

人体睡眠管理系统也称昼夜节律，即生物钟。睡眠同态调节机制亦参与睡眠调节。

俄国生理学家巴甫洛夫认为，睡眠不是一种被动地去传入机制，而是一种中枢神经的主动生理过程，存在着特殊的驱动机制。

与循环、呼吸、消化等生理机制类似，人体复杂的生理机制参与睡眠管理，组成复杂的睡眠管理系统，保持睡眠-觉醒节律。

睡眠-觉醒控制中枢解剖定位于脑干深部，其中，控制睡眠区域是维持清醒区域的 2 倍。

动物实验研究发现，果蝇体内存在 20 多个睡眠控制神经元。当神经元处于电活化状态时，果蝇处于睡眠状态；如神经元处于非电活化状态，果蝇处于清醒状态。

当睡眠控制神经元监测到多巴胺等递质水平达到上限时，关闭清醒控制中枢，激活睡眠控制中枢，进入睡眠状态。激活清醒控制中枢，关闭睡眠控制中枢，则从睡眠状态醒来。

觉醒和睡眠模式是一种双进程模型，包括 S 进程和 C 进程，前者在夜间提升睡眠渴望感，抑制觉醒中枢，后者保持白天清醒状态。

当人们接触早晨的阳光时，视交叉上核启动睡眠驱动机制 C 进程："嘿，该起床了，重新开始这一过程吧。"

日落西山时，视交叉上核发出睡眠休息信号，启动睡眠驱动机制 S 进程："伙计，身体该平静下来，准备睡觉。"

发挥兴奋作用的药物如可卡因等，可提高大脑多巴胺等递质水平，多巴胺能系统被激活，果蝇处于清醒状态。阻止多巴胺递质分泌，果蝇又睡去。

此外，一种"DN1s"的神经元作为睡眠促进细胞，与睡眠起搏神经元共同参与驱动午睡及夜晚睡眠反馈回路。

睡眠驱动机制功能紊乱，神经递质功能异常，导致各种睡眠障碍，引起各种慢性疾病风险增加，如心脏、消化、内分泌及精神神经等系统疾病，免疫功能紊乱等。

人体睡眠同态调节机制类似于自动调温器等"设备"，与人体生物钟一起，感受地球自转引发的一系列周围环境变化，确保人们适时进入睡眠及觉醒状态。

8. 大脑"清洁"系统

在人体生理代谢过程中，产生大量分解产物，淋巴系统识别并将其排出体外。

虽然大脑只占全身重量的 2%，但神经电生理活动却消耗了人体约 1/4 的能量，产生大量代谢"废物"。大脑没有淋巴系统，在睡眠状态，特别是深睡眠，脑脊液循环系统清理排出中枢神经系统各种代谢"废物"。清醒时，大脑细胞高度活跃，停止清理"废物"工作。入睡后，大脑开启清理运输代谢"废物"模式，脑细胞皱缩变小，细胞间隙扩大，脑脊液流入增多，排泄代谢活动产生的"垃圾"。

脑脊液为无色透明黏稠状液体，遍及脑室、沟回、神经细胞间隙，处于神经元微血管之间，沿着血管间隙流动，保护大脑免受外力伤害。

大脑存在类淋巴系统，即脑脊液循环，是一个封闭的脑内生态体系。借助大量的颅内血管网，通过大脑组织某种类似"泵"的转运模式。

在慢波睡眠期间，心率减慢，大脑神经元完成缓慢而稳定的同步神经电生理活动，自大脑前部到后部，呈现为脉冲模式，释放相关化学物质，驱动类淋巴系统渗透过程，清除大脑代谢“废物”。

长期缺乏睡眠，深睡眠不足，睡眠质量低下，脑部类淋巴系统工作异常，β淀粉样蛋白和“tau”蛋白等有毒代谢“废物”清除受限，异常蛋白代谢产物在大脑聚集，神经纤维缠结成团，损害认知功能，发展为阿尔茨海默病等神经退行性疾病。改善睡眠质量，大脑“清洁”系统高效运转，有助于延缓衰老，降低阿尔茨海默病等神经退行性疾病发病风险。

9. 睡眠与突触重置

突触是神经元传递的通道。白天，人们接收大量新信息，神经突触增多。睡眠时，突触体积回缩 20%，约 80%的突触被剪接清除，重要突触被保留，形成长期记忆，即突触重置过程。

美国威斯康星大学麦迪逊分校睡眠与认知中心 Chiara Cirelli 博士等认为，突触是连接大脑神经元的重要结构，能否正常发挥生理作用，取决于睡眠质量，睡眠是突触功能重置的最好时机。

（1）清醒时的突触

清醒时，由于外界信息持续刺激，突触扩展增多，大脑编码大量信息，并储存在突触。突触停止重置过程，不会出现“饱和”或“信息过载”现象。否则，将干扰神经信号传递过程，导致记忆障碍，中枢信息网络瘫痪。

（2）睡眠时的突触

睡眠时，突触自我重置，体积收缩减少约 20%，接收并消化新信息，修剪不必要的突触，完成学习记忆等过程。同时，通过睡眠，补充能量，排除代谢“废物”，保证突触功能正常运转，巩固记忆。

（3）突触修剪与记忆

研究人员利用可分辨纳米级别电子显微镜等技术，观测小鼠大脑突触回缩和扩张，探讨突触修剪与记忆关系。

入睡后，进入的信息量明显减少，大脑不受外部环境等因素影响，自行评估并调整突触状态，突触被适时“修剪”，突触体积平均减小 18%，80%的突触在睡眠中被“修剪”，体积相对较大的突触不会被“修剪”，突触功能重置，恢复到正常水平。

虽然大量突触被“修剪”，少量“有用的”突触得以保留，与记忆等重要生理过程有关，但究竟通过何种机制选择，仍是一个未解之谜。

（4）去甲肾上腺素

入睡后，在小鼠神经元突触外，“Homer1a”蛋白水平提高了 250%，谷氨酸受体蛋白水平下降约 20%。在剥夺睡眠小鼠神经元突触区域，“Homer1a”蛋白水平升高。驱动小鼠大脑觉醒的神经递质为“去甲肾上腺素”，浓度增高时，“Homer1a”蛋白远离突触，浓度降低时，“Homer1a”蛋白在突触附近聚集。去除小鼠大脑“Homer1a”蛋白，谷氨酸受体蛋白水平将不受影响。

（5）突触功能异常

长期缺乏睡眠，突触持续超负荷工作，突触功能障碍，影响学习、记忆等认知能力。睡眠障碍疾病、阿尔茨海默病等神经变性疾病、自闭症等患者，以及口服苯二氮䓬类镇静药物、肌肉松弛药后影响大脑突触收缩修剪，突触重置受限，损害学习和记忆等认知功能。

10. 睡眠与记忆

（1）突触重置

睡眠是一个十分复杂的生理过程，功能之一是促进记忆，帮助人们记下白天的经历。突触是神经元之间的连接结构，通过重置变化等过程，完成记忆。

清醒时，人接收新的记忆内容，神经元突触连接增强，大脑可用的储存空间减少。睡眠时，突触进行功能结构重置，完成记忆过程。修剪不必要的突触连接，部分突触回到基线状态，为随后的学习记忆提供足够的空间。

记忆储存于大脑神经元连接中，突触之间连接的强度与数量决定了记忆效率，记忆的储存与巩固均依赖健康的睡眠。

（2）睡眠对记忆影响

白天，大脑接受各种外界信息刺激。夜晚，进入梦境后，白天的经历被重放，类似电影片段一样，倒回去重新放映，为“陈述式”记忆存储，大脑有选择地筛选保留相关内容，完成记忆过程。

进入深睡眠时，有关记忆内容被移走，并储存在大脑前额皮质，在神经元之间形成新的突触连接，转变为长期记忆。大脑通过复位整合已有信息，储存巩固重要记忆，建立新的神经元突触连接，提高学习能力。

睡眠时，脑细胞间隙增加，清理“垃圾”，“修剪”无关的内容，切断某些不必要的神经元突触连接，完成筛选记忆，保持神经网络正常运转。

正常睡眠保证情绪、恐惧及程序等惯性记忆过程，以及执行、操作等记忆，如学会操作、骑自行车等。

青少年大脑仍然处于发育状态，可接收及处理大量信息，睡眠时间长，记忆力强。老年人总的睡眠时间减少，深睡眠困难，记忆力下降。

（3）缺乏睡眠

缺乏睡眠时，大脑短期表现为过度“疲惫”状态，深睡眠及梦境睡眠减少，突触重置障碍，短期记忆被无关内容覆盖，记忆能力减退。

在阿尔茨海默病早期，患者睡眠障碍，突触功能异常，淀粉样蛋白沉积增加，神经元突触连接异常，经常“丢三落四”，忘事、迷路、变笨，以近记忆减退为主要特点。随着病情进展，睡眠障碍加重，突触功能衰竭，远、近记忆力均下降，注意力、执行及操作能力减退，生活自理能力下降，伴发幻觉等精神症状。

11. 睡眠与神经核团

（1）网状激活系统

睡眠觉醒中枢解剖定位于脑干腹侧，包括神经核团及神经纤维投射等结构，组成网状上行激活系统，包括多神经元、多突触、广泛神经纤维投射，通过调控中枢神经系统上行及下行冲动，保持睡眠觉醒平衡。

脊髓、延髓上行感觉神经冲动传递增强，激活网状神经核团，电兴奋传导至丘脑及大脑皮质，形成清晰的意识，保持觉醒状态。反之，电兴奋传入冲动减少，抑制网状神经核团活性，大脑皮质兴奋性减弱，引起睡眠过程。

网状上行激活系统的生理活动与功能障碍，与觉醒与睡眠有关，与注意、警觉、认知、思维等高级脑功能有关，是觉醒与昏迷的病理生理变化基础。网状结构被破坏，引起嗜睡、昏睡及昏迷。

（2）吻内侧被盖核

复旦大学学者发现，脑干“吻内侧被盖核（RMTg）”是保证睡眠启动与维持不可或缺的核团。

由γ氨基丁酸能神经元组成脑干结构“吻内侧被盖核”，向中脑多巴胺能神经元广泛投射，启动睡眠过程，参与睡眠内稳态调控。同时，“促清醒”神经元活性被抑制，进入睡眠状态。

研究人员采用化学遗传方法激活大鼠“吻内侧被盖核”，大鼠睡眠时间增多，睡眠深度提高。毁损“吻内侧被盖核”或抑制神经元活性，大鼠睡眠时间及深度均下降。并且，在强制觉醒后睡眠反弹期，大鼠睡眠深度变浅。

当“吻内侧被盖核”活性增强时，释放γ氨基丁酸，抑制中脑多巴胺能神经元活性，促进睡眠。

“吻内侧被盖核”活性降低时，γ氨基丁酸释放减少，中脑多巴胺能神经元活性增强，诱发觉醒。

神经精神疾病患者常伴严重的睡眠障碍，与大脑多巴胺能神经元功能失调密切相关，促进“吻内侧被盖核”活性，有助于改善睡眠。

（3）睡眠周期

非快速眼动睡眠与大脑基底区孤束核、丘脑神经核团有关。丘脑网状核团神经元兴奋，诱导产生缓慢振荡脑波，局部脑区功能活动处于深度催眠状态，此过程亦出现在昏迷和全身麻醉时。

脑桥膝状体神经元电活动呈现规律性变化，传导作用于大脑皮质及脑干、脊髓相关神经纤维，在全身骨骼肌被完全抑制的同时，眼外肌收缩舒张活动加快，随着梦境内容的变化，双眼水平快速转动。

12. 睡眠与激素

激素分泌与睡眠有关，如促性腺激素、睾丸激素、雌二醇和黄体酮等生殖类固醇激素分泌具有昼夜节律性等特点。

（1）生长激素

研究发现，生长激素与深睡眠有关，在睡眠前 3 小时内，人类生长激素（hGH）呈现分泌高峰现象。

成人及青少年生长激素作用靶点不同，分泌高峰与慢波睡眠相关。剥夺慢波睡眠，可阻止生长激素释放。

（2）肾上腺激素和去甲肾上腺激素

肾上腺激素及去甲肾上腺激素由肾上腺髓质分泌，影响交感神经系统，促进机体新陈代谢，增加肌肉血液流动，储存营养，分解合成葡萄糖，进入肌肉组织。

不同于生长激素，肾上腺激素和去甲肾上腺激素分泌与睡眠关系不大，几乎完全依赖于体力活动。

（3）氢化可的松

类似于生长激素，氢化可的松在自身分泌过程中，呈现出非常明显的周期性，分泌高峰期在清晨。早晨醒来后，浓度递次减弱，约在睡眠开始后 1 小时，达到最低，然后开始上升。

氢化可的松分泌量和昼夜节律之间存在着某种稳定关系，成为昼夜节律性活动的可靠指标，可用来判断盲人的昼夜节律紊乱程度。

（4）褪黑素

松果腺分泌褪黑素，具有明显的昼夜节律性，调节时差反应，分泌高峰移至晚上，夜间大量分泌释放，促进睡眠过程，白天分泌受到抑制。

对于哺乳动物而言，褪黑素可传递某种信息，控制相关因素，参与协调光照及其他生理学功能等。如，调节跨时区飞行引起的时差反应，哺乳动物冬天生长出与夏天颜色和密度不同的皮毛，某些动物随季节变换调整繁殖期等特点。先天性盲人因视网膜或视神经病变，接受不到阳光刺激，褪黑素不能调整昼夜节律。

（5）促性腺激素释放激素

男女性别不同促性腺激素释放激素分泌不同，成年男性分泌高峰约持续 2 小时，成年女性分泌随月经期而变化，婴儿期处于较高水平，青春期前处于较低水平。

青春期男性促黄体素分泌与睡眠有关，成年之后，两者相关性消失。成年女性睡眠即使被剥夺 64 小时，促黄体素分泌也不受影响。

（6）催乳素（PRL）

清醒时，催乳素水平处于较低水平，睡眠开始后 60～90 分钟，迅速升高，早晨 5：00～7：00，出现最大峰值。

人为控制清醒状态超过 24 小时后，催乳素分泌昼夜节律发生变化，女性变化幅度大于男性。月经期、更年期女性及年轻男性，夜间血清催乳素水平高于白天，以月经期女性为最高，其他两组催乳素分泌变化情况基本相似。

（7）睾丸激素

年轻男性睾丸激素24小时平均分泌情况近似余弦波，最大值出现在接近睡眠末期，通常出现两个或多个大而慢（3～5小时）的分泌高峰。以20天为一周期，睾丸激素存在着某种波动性变化。

13. 睡眠与基因

人和哺乳类动物睡眠受基因特性影响，如入睡时间、睡眠持续时间、睡眠剥夺后反应等。少数人睡眠需求相对较少，可能与失眠相关基因位点变异有关。

（1）基因突变

每晚睡眠不足6小时，持续1周，会导致700多个基因变异。基因变异引起睡眠障碍等疾病，出现睡眠-觉醒节律调节紊乱等异常。

研究发现，10%～40%的小鼠睡眠异常可能与两个基因区域变异有关，基因突变影响睡眠（觉醒）平衡。*Sik*-3基因引起内在睡眠需求增加，觉醒时间缩短，非快速眼动睡眠时间增加；*Nalco*基因与快速眼动睡眠时间缩短有关，快速眼动睡眠神经元兴奋性受到抑制，是特发性嗜睡症和认知功能减退的先兆之一。

当“困倦”和“无梦”等谱系小鼠出现基因突变后，睡眠模式出现相应异常改变。通过分析相关表型样本脑电波，肌肉活动电生理信号特点等，可确定基因突变影响小鼠睡眠调控的具体模式。

另一项研究发现，某果蝇变种睡眠时间只有普通果蝇的1/3，在存储*Shaker*基因区域发生了突变。该基因处在涉及神经激发的电压依赖“钾离子通道”区域，编码控制隔膜再极化及传送释放，调控睡眠需求及效率等。

上述结果说明，单个基因突变影响睡眠过程，可依此研制分子生物学工具，在保证睡眠效率等前提下，减少特殊工种职业人员的睡眠时间。

（2）促进睡眠

研究发现，大脑存在一种促进睡眠的基因（*Lhx-6*基因），抑制“清醒”神经元，促进“睡眠”神经元形成，机体产生睡觉欲望。如果该基因活性过度，可能导致睡眠过多相关疾病。具体机制可能包括通过读取DNA信息，形成RNA副本，促进相关神经细胞释放递质，影响睡眠觉醒过程。阻断*Lhx-6*基因活性，增加非快速眼动睡眠时间，不影响快速眼动睡眠，激活该基因活性，既增加非快速眼动睡眠时间，又增加快速眼动睡眠时间。

D 型丝氨酸通过作用兴奋性谷氨酸受体 NMDA 等机制，影响睡眠过程。其合成酶基因缺失，睡眠减少，人为增加合成酶在肠道表皮细胞表达，恢复睡眠。

（3）对抗睡眠剥夺

大脑以外某种基因可能对抗睡眠剥夺症状，比如，小鼠骨骼肌 *BMAL-1* 基因可调节睡眠模式，对抗睡眠剥夺。

人为增加骨骼肌 *BMAL-1* 基因相关通路，可改善小鼠睡眠质量，降低睡眠疾病患病风险。关闭骨骼肌 *BMAL-1* 基因相关通路，削弱小鼠睡眠剥夺后恢复能力，睡眠节律紊乱，出现严重的嗜睡症状。恢复骨骼肌 *BMAL-1* 基因通路，小鼠很快从睡眠缺乏中恢复，不知困倦，耐受睡眠缺乏。

将额外的基因副本植入基因组中，增加 *BMAL-1* 基因水平，小鼠将保持 24 小时清醒状态。当 *BMAL-1* 基因水平是正常值的 6 倍时，小鼠困倦程度更低，所需要的睡眠时间更少。

使用分子化学方法剪切该基因，小鼠再次缺乏对抗睡眠剥夺等能力，容易困倦。

结果表明，肌肉与大脑存在某种联系，借助基因通路，可对抗睡眠剥夺。

（4）基因突变与慢性疾病

分析 33 000 名美军士兵全基因组 DNA 样本（GWAS）发现，50%的人存在各种睡眠问题，与心脏疾病、2 型糖尿病及创伤后应激障碍等有关。7 号染色体基因变异，引起昼夜节律异常。部分欧洲裔士兵 9 号染色体基因突变，与抑郁症及 2 型糖尿病有关。

周期性肢体运动为一种遗传相关睡眠障碍疾病，特点为睡眠时出现周期性肢体运动，伴异常感觉，与 *MEIS-1* 基因异常有关。

下肢不宁综合征（RLS）为中老年常见的神经系统退行性疾病，多于夜间发作，患者自觉肢体持续异常感觉，与神经元发育相关基因异常有关。

嗜睡相关基因存在于人体免疫系统，因遗传变异引起觉醒控制异常，引起自闭症。

部分失眠者存在着与其他神经精神症状重叠的遗传特质，如焦虑、抑郁、神经过敏症和主观幸福感低下等。

患者睡眠时间较普通人略长，患注意缺陷、多动障碍的可能性较低，血糖水平较低，存在某种基因变异的可能。

睡眠异常与某些疾病存在着共同的基因基础，如失眠与体脂率较高、受教育时间较少等有关，睡眠时间过少与吸烟等有关；睡眠时间过多与精神分裂症、2 型糖尿病和冠状动脉疾病等有关。

因此，有必要确定更多与失眠相关的风险基因，以进行更大范围的 DNA 样本库筛查。

14. 睡眠与肠道菌群

研究发现，肠道与中枢神经之间存在着双向信息交流，肠道向大脑发送信号，同时接收来自大脑的指令信号，称之为“脑-肠轴”。人为干预肠道菌群状态，用于治疗相关大脑功能障碍，缓解压力及焦虑，称之为心理生物学（psychobiotics）。

人体益生菌可“安全地”在肠道中定居繁殖，通过多种方式影响大脑，作用机制可能与细菌毒素、代谢产物、味觉受体、免疫系统等有关。

（1）肠道菌群与抑郁

肠道菌群异常变化引起抑郁等相关症状，严重抑郁症患者和健康志愿者粪便中细菌的种类不同。

将严重抑郁症患者肠道菌群样本定植于无菌大鼠机体中，大鼠出现抑郁相关行为改变。

将小鼠幼崽置于应激因子环境中，影响肠道菌群生存环境，可出现压力相关症状。

在小鼠肠道中，人为增加乳酸杆菌数量，降低压力激素、皮质醇等水平，可减轻焦虑、抑郁等精神心理不适症状。

改变饮食习惯，增加水果、蔬菜、高纤维等饮食结构，利用益生菌治疗纠正肠道菌群失衡状态，可改善睡眠质量，降低抑郁患病风险。

（2）肠道菌群与睡眠障碍

肠易激综合征、慢性疲劳综合征等患者肠道菌群失衡，引发一系列全身症状，如抑郁、认知障碍、慢性疼痛等，可引起睡眠紊乱。

女性肠道中有害梭状芽孢杆菌水平与睡眠障碍及疲劳、乏力有关，菌群失衡可影响睡眠质量，昼夜节律失常，导致肥胖、代谢和炎性疾病、情绪低落等。

使用抗生素疗法，使肠道益生菌数量恢复正常状态，患者昼夜节律稳定，睡眠质量得到改善。

（3）影响机制

据研究，果蝇肠道功能与睡眠变化有关，肠道上皮细胞表达分泌 D 型丝氨酸合成酶，遗传突变导致该酶缺乏，减少内源性 D 型丝氨酸，果蝇睡眠减少。通过转基因技术把 D 型丝氨酸合成酶引入特定肠道上皮细胞，挽救睡眠减少表型，果蝇恢复正常睡眠。

小鼠通过迷走神经完成“脑-肠轴”功能。压力诱发小鼠精神症状，引起肠道菌群变化。切除小鼠迷走神经后，阻断肠道菌群变化与抑郁、压力改变等相关联系。因此推测，肠道细菌可能利用迷走神经传递某种信息，影响大脑功能。

15. 睡眠与抗氧化

1994 年，Reimund 等提出假设，人在觉醒状态时，体内神经元活性氧自由基（ROS）蓄积，引起人体氧自由基相关损伤。

ROS 是机体新陈代谢副产物，在体内持续积累，产生氧化应激损伤，抑制人体脂类、蛋白质及 DNA 功能，最终导致细胞死亡。睡眠的核心作用之一是充当人体抗氧化剂，清除体内 ROS。

美国哥伦比亚大学 Vanessa Hill 和 Mimi Shirasu Hiza 等研究发现，果蝇睡眠质量与氧化应激损害之间存在着某种联系。

当缺乏睡眠时，突变体对急性氧化应激敏感度下降，氧化应激损伤增加。在同样情况下，果蝇的存活时间较短，增加睡眠时间后，果蝇能更好地应对氧化应激损伤，拥有更长的存活时间。

在人体代谢过程中，活性氧等有毒自由基在细胞中积聚，引起氧化应激反应，破坏人体内环境，使细胞结构功能紊乱，组织器官功能障碍。

睡眠障碍引起氧化应激损伤，导致神经变性及相关疾病，如阿尔茨海默病、帕金森病等。

美国一项研究证实，睡眠质量与心血管疾病有关。小鼠睡眠状态与大脑抗氧化、骨髓功能及血管健康有关。睡眠正常小鼠分泌激素及神经递质，抑制骨髓炎症细胞生成，保护血管免受炎症相关因子损伤，延缓动脉粥样硬化的进程。长期缺乏睡眠的小鼠易出现动脉斑块或脂质沉积，如斑块体积增加1/3，炎症细胞水平增加2倍。

高质量睡眠保护机体可对抗氧化应激损害，减少大脑氧化应激过程。

16. 睡眠与学习能力

睡眠影响记忆过程，影响学习能力。在睡眠的不同阶段，大脑生物电活动保留有关的记忆内容，影响不同的学习能力。

（1）听觉

研究证实，在快速眼动睡眠期间，被试者听到声音片段时，测试成绩较好。在非快速眼动睡眠期间，被试者听到声音片段，测试者成绩较差。在早期浅睡眠期，提高听力，进入深度睡眠期，抑制听力。

（2）学习能力

做梦时，存在着大量神经元和树突生物电活动，树突电活动形成新突触，储存记忆内容。

在学习过程中，大脑产生了大量新突触，占用了不少“内存”。在睡眠过程中，大脑及时清理突触，随时释放“内存”空间，便于继续学习。

梦境睡眠时，大脑快速处理清除掉“无用”的突触，腾出空间便于学习新知识，掌握相关技能。同时，大脑自动保存重要的突触连接，巩固记忆。

对于学习能力而言，突触清除和选择性保留均具有同等重要意义，关键在于，选择性地清除部分无用的突触，保存重要的突触，完成记忆过程，提高学习能力。

（3）运动能力

在深睡眠阶段，大鼠大脑呈现慢波变化，与学习运动技巧有关的神经连接得到强化，同时，弱化了与其无关的神经连接。

在大脑运动区域置入电极，给予电刺激，训练大鼠在一种脱离式机械设备上运动。由于不断受到重复电刺激，大鼠很快学会控制该设备。

大鼠大脑特定神经元产生电活动，神经传导支配骨骼肌活动，完成一系列动作，提高了运动能力。当研究人员利用光遗传学手段，抑制大鼠特定脑区神经元活性后，减弱了大鼠的运动能力。

由于深睡眠强化了运动相关神经连接功能，大鼠运动能力得以巩固。同理，在运动员睡眠时，如果对其大脑某些区域进行适度刺激，有助于掌握动作技巧，提高运动成绩。

17. 动物的睡眠

美国学者西格尔等研究发现，动物的睡眠不仅是本能使然，还包括其他重要的意义。

睡眠占用了动物大量宝贵的时间，阻止了进食，影响了生育，却是动物适应环境不断进化的必然选择。睡眠可保证重要生理功能的正常进行，如减轻疲劳、恢复活力、重新“启动”大脑等，以应对恶劣的生存环境。

（1）睡眠时间较少

不同动物的睡眠时间差异极大，有的动物睡眠很少，如新生虎鲸和宽吻海豚，在出生后第 1 个月，几乎天天彻夜不眠。长颈鹿一天只睡几个小时。马只是打几个盹，睡眠时间最多 3 小时左右。

生存环境风险对动物睡眠时间影响较大，由于体能需求较高，不得不把更多的时间花在搜寻食物上，缩短了可供睡眠时间。代谢率较高的动物，总体睡眠时间及非快速眼动睡眠趋于逐渐缩短趋势。

（2）睡眠时间较多

有的动物很贪睡，如考拉，基础代谢很慢，为“世界上最贪睡的动物”，可在桉树上睡 22 小时。棕色鼠耳蝠每天只在傍晚出没，飞行几个小时，用来捕食苍蝇，睡眠时间长达 20 小时。老虎、狮子也很贪睡，捕食后睡觉，平均每天睡 14 小时以上。

（3）快速眼动睡眠

几乎所有新生的哺乳动物都在睡眠中度过了大部分时光，快速眼动睡眠比例较高，多为梦境睡眠。

大脑体积偏大的动物快速眼动睡眠时间更多，完善巩固记忆。鸭嘴兽每天睡 14 小时，快速眼动睡眠达 8 小时，持续时间超过其他任何动物。个别动物情况例外，如海豚等没有快速眼动睡眠。

犬或人类快速眼动睡眠如果被剥夺，下一次入睡后，会出现明显反弹，快速眼动睡眠数量明显增加，以弥补以往“损失”。海狗没有快速眼动睡眠反弹现象。

随着生物进化，多数动物快速眼动睡眠时间增加，神经元电生理活动接近清醒时水平，以备随时逃逸。因避免了过长的非快速眼动睡眠，脑干长时间处于不活跃状态，而面临生存危险。

除了哺乳动物，禽鸟也会发生同样情况，睡眠具有普遍的核心生理功能，在远离风险前提下，养精蓄锐，以应对清醒时的大量活动。

（4）睡眠剥夺

剥夺小鼠睡眠 24 小时后，小鼠的脑电频率变慢，电压下降，警觉性下降，2～3 周后，小鼠死亡。导致小鼠死亡的与其说是睡眠被剥夺，倒不如说是其后的精神压力，引起一系列生理紊乱，导致器官衰竭。

相比之下，鸽子被剥夺 1 个月的睡眠，却依然精神抖擞。虽然鸽子看上去状况良好，但脑电图记录表明，在清醒时，鸽子出现过大脑脑电慢波活动，存在片刻的睡眠。

（5）睡眠与抗氧化

形体较小的动物如小鼠等，虽然基础代谢率偏高，但睡眠时间较长，机体清除大量有害的脱氧核糖核酸（DNA）自由基。

实验小鼠被剥夺睡眠后，机体出现严重的氧化相关损害，提示睡眠具有抗氧化保护作用。

（6）睡眠与进化

在进化过程中，动物的睡眠模式趋于完善。种系关系越密切，睡眠模式越相似。个别种系相距甚远的物种，由于独立的进化因素，也具备相似的睡眠。

当然，上述现象可能与动物具有多样化睡眠模式有关，也许不能完全用睡眠进化现象解释。

不论人还是动物，睡眠的初衷可能只是修复疲劳、储存体能，当危险来临之际，能顺利逃生。在此过程中，慢波睡眠发挥着更为重要的生物学作用。

在蛮荒世界，确保基因传承的最佳策略是长眠不醒，能睡多久就睡多久，每天自然醒来，精力充沛地开始新的一天。

大多数动物生存的过程得益于睡眠，仅个别动物没有睡眠也能生存。比如，牛蛙从来不睡觉。在迁徙期间，白冠雀睡眠时间大幅度减少。

如同其他活动，睡眠不断适应进化要求，才能保证动物生存下去，并延续世代遗传。

18. 特殊人群的睡眠

（1）猎人

加利福尼亚大学神经病学家 Jerome Siegel 等，在 3 年多的时间里，调查了居住在玻利维亚、坦桑尼亚和南非等地区的 94 名猎人的睡眠情况。

就睡眠模式而言，狩猎族群与现代人并无大的不同，但有某些独特的睡眠习惯。在夜间，他们不会起夜如厕，没有失眠、早醒等情况，甚至不知“失眠”这个词。猎人每晚平均睡眠时间 6.9～8.5 小时，与现代人睡眠时间相似，白天几乎从不瞌睡，没有午休小睡，却依然生龙活虎。

进入冬季，大多数猎人可能多睡 1 小时左右，在日落后 2.5～4.4 小时入睡，当气温下降、天气变凉时会偶尔打盹。即使是在气温最低的时候，猎人也会在破晓前醒来。

（2）儿童

睡眠时间与年龄有关，不同年龄的儿童对睡眠需求差异较大。

婴幼儿成长发育需要大量睡眠，足月新生儿除了哺乳与排泄时觉醒（累计约 4 小时），其余时间均处于睡眠状态，深睡眠占 50%以上。学龄前儿童每天睡眠 12～14 小时，青少年处于长身体时期，需要 10～12 小时睡眠。

儿童正处于生长发育关键时期，应保证足够的睡眠时间，学习能力、创造力、稳定的情绪等与睡眠时间相关，睡眠质量影响执行功能。

在儿童脑发育方面，睡眠与大脑执行功能有重要联系，睡眠时间多的儿童记忆更出色，如数字倒背、听觉能力等。

儿童睡眠障碍可导致生长激素分泌不足。儿童常见的睡眠障碍包括梦游、夜惊、梦呓等，伴日间嗜睡、注意力不集中、易激惹、心理行为障碍等，影响运动协调能力，导致意外伤害，患儿经常患感冒、发热，影响人格、气质等。

睡眠对于儿童成长发育非常重要，应养成良好的睡眠卫生习惯，使生物钟稳定，人格健康发展，以降低成年后焦虑及抑郁症的发病风险。

（3）女性

英国拉夫堡大学睡眠研究中心 Jim Horne 等发现，因生理特点等因素，女性比男性需要更多的睡眠，平均每天多 20 分钟左右，但不超过 90 分钟。

女性容易受月经期、妊娠期及更年期等自身生理情况影响，更关注如何平衡工作与家庭关系等问题，睡眠质量较差，出现更多的失眠、睡眠中断、惊醒等睡眠障碍。

长期失眠的女性，大脑功能活动减低区增多，分布于双侧小脑后叶、背外侧前额叶区及双侧边缘叶等区域。失眠女性情绪易波动，引起焦虑、抑郁等精神心理疾病，合并高血压等疾病，伴记忆力、注意力等认知功能下降。

曼伯和布特辛等研究证实，部分女性出现月经期相关睡眠障碍，入睡潜伏期延长，黄体后期睡眠效率下降。

进入更年期后，女性月经停止、卵巢变小，不再有成熟的卵子释放，脑垂体促性腺激素、促卵泡成熟激素、促黄体素分泌增加，雌二醇和黄体酮停止周期性分泌。

更年期女性通常伴情绪急躁、盗汗、阴道干涩等症状，失眠、易醒，再次入睡困难，睡眠质量不佳等。

（4）老年人

年龄是影响睡眠的重要因素之一，不同年龄的人对睡眠的需要存在较大差异，在同一年龄段、不同个体之间，睡眠需求也不相同。

随着年龄的变化，脑干睡眠中枢及视交叉上核等出现结构功能改变，对于睡眠各期的需求不同。

老年人睡眠时间逐渐减少，在睡眠觉醒方式上，为早睡早起模式，入睡潜伏期增加，夜间睡眠时间缩短，深睡眠减少。其中，慢波睡眠 1～2 期浅睡眠逐渐增多，3～4 期深睡眠比例逐渐减少。75 岁的老年人第 4 期深睡眠基本消失。老年人平均每天需要 5～7 小时的睡眠时间，部分老年人为双相睡眠觉醒模式，还有一部分为多相睡眠模式。

老年人长期失眠多伴焦虑、抑郁障碍、性格改变，可能是某些神经退行性疾病的早期表现，如帕金森病、阿尔茨海默病等，应早期识别干预。

19. 影响睡眠的因素

（1）温度

人体最重要的生物钟之一是体温调节。体温随着时间变化而波动，每天温差在 1℃左右。体温波动不大，上升和下降不明显，或呈现出某种混乱状态，会影响睡眠质量。

（2）光线

室内光线和日间活动、日光摄入量等影响人体褪黑素分泌，睡前较暗的光线有助于褪黑素分泌，促进睡眠。

褪黑素是哺乳动物松果体、视网膜及副泪腺产生的一种胺类激素，可促进入睡、恢复体力、清除自由基，为助眠辅助药物。

如果白天处于黑暗环境，不见光照，褪黑素分泌高峰提前，出现瞌睡、困倦等症状；晚上褪黑素分泌数量减少，困意减少。

智能手机及平板电脑起到相反的作用，影响褪黑素生成及释放，干扰生物钟节律，引起失眠，减少深睡眠，增加抑郁、肥胖、肿瘤等风险。

（3）锻炼

实验表明，延长大鼠的锻炼时间可增加慢波睡眠比例。锻炼后，肌肉力量增强，体温略升高，保证人体生物节律，改善睡眠质量。

（4）压力

面临精神压力或遇到突发危险情况时，人体产生应激反应，肾上腺等激素分泌增加，心率加快、血压升高，脑电波频率加快，波幅升高。适度应激反应有利于机体健康。应激反应过度，精神过度警觉，神经肌肉紧张僵硬，可影响入睡及熟睡状态。

（5）吸烟

烟草干扰睡眠觉醒生物钟节律，出现失眠等症状，睡眠时产生轻微戒断症状，容易打鼾、易醒等。长期吸烟者存在尼古丁依赖现象，如情绪欣快、心率增加、血压升高等，入睡时间平均推迟 30 分钟左右。戒烟后，易出现情绪不稳、周身不适，易怒、紧张等轻微戒断症状。

（6）睡眠时间

合适的睡眠时间为 8～9 小时，睡眠时间过长，醒后可能感觉疲劳。睡眠过少，如少于 5 小时，则不能恢复体力，自觉疲乏。黎明时分，人处于 REM 睡眠状态，如受到情绪激烈的梦境惊扰，会突然惊醒，影响身心状态。

（7）睡姿

趴着睡觉，易引起胃部、肝部和肠道等部位的不适，也可造成颈肩部不适，睡眠状态不稳。

（8）夜尿

大部分人都经历过“被尿憋醒”这种体验，醒来后，仍记得梦境中与排尿或者急于排尿有关的情景。夜尿症的主要原因是膀胱过度敏感，一有储尿即有尿意，成人可有起夜次数增加，儿童可能尿床。

（9）消化

消化不良患者睡眠状态较差。由于清醒和睡眠时胃排空机制不同，症状不同。大多数患者白天没有症状，个别患者进食后会有轻微不适。当神经性厌食症病情改善后，患者体重增加时，睡眠增多，片段睡眠减少，浅慢波睡眠减少，深度睡眠增加。

（10）晚餐

入睡后，人体消化能力降低，进餐时间过晚，睡前大量进食，使胃排空延迟、食管蠕动减缓、吞咽和唾液分泌减少，伴入睡困难、总睡眠时间减少、惊醒、打鼾、早醒等症状。通过脑肠反射等机制，晚餐进食影响睡眠质量。

（11）酒精

长期有规律地饮酒，会逐渐改变睡眠模式。适度饮酒对睡眠多无害，有助于进入梦乡，增加 REM 睡眠时间。酗酒者浅睡眠增加，易醒，可能出现梦游现象。

（12）咖啡

喝咖啡可延长入睡潜伏期，引起失眠，减少慢波睡眠比例，片段睡眠增加，入睡后 3 小时左右，可自动醒来。

（13）药物

很多药物影响睡眠，即使是催眠药，也可能造成睡眠相位改变，发生睡眠障碍。

催眠药可能引起梦游；苯二氮䓬类镇静药影响慢波睡眠；口服三环类抗焦虑药增加总睡眠时间，快速眼动梦境睡眠时间减少。

肾上腺素能β受体阻滞药有降低心率、血压，稳定心血管系统，减少震颤，控制高血压、心绞痛或心律失常等作用，部分患者出现梦境或噩梦增多。

口服选择性 5-羟色胺再摄取抑制药可控制抑郁或焦虑症状，部分患者出现兴奋、失眠、多梦等不良反应。

20. 催眠

19 世纪，詹姆斯·布拉德发现，当患者被催眠时，身体、精神处于完全放松状态，注意力集中，易接受催眠师的各种暗示，改变感知状态及行为方式。

催眠疗法可作为某些心理疾病、睡眠障碍的辅助治疗手段。

人类对世界的感知，来自遍及全身的器官组织，如视觉、听觉、触觉、味觉等。外界信息通过眼、耳、鼻、舌、皮肤等外周感受器，传送到初级感觉核团，再上传到丘脑及高级皮质区域，进行整合、分析、储存等，被赋予意义，是一种“自下而上”的信息流动。

反过来，“自上而下”的信息流动即信息的反馈流动，为最终的感知活动，内容 10 倍以上于“自下而上”的含量。

以接收的信息为基础，加以重新定义，赋予新的意义。关闭或激活特定脑区功能，“自上而下”信息将调整相关感觉认知内容。

据统计，10%～15%的成年人容易被催眠，20%的成年人不能被催眠，其他人介于其间。儿童比例较高，80%～85%的儿童容易受到催眠暗示。

催眠可以在某些正常人身上引导出某种状态，类似“安慰剂”效应，引起大脑皮质反应，分散某些痛苦感觉，出现轻微幻觉，进入昏昏欲睡的状态，行动不受控制，似乎被一种外来力量驱动，有人称之为“观念运动”。

催眠疗法可能简单有效并且切实可行，对于部分长期失眠者来说，能够使其进入昏昏欲睡状态。

21. 睡眠脑电图

根据美国睡眠医学会（AASM）脑电睡眠分期指南，睡眠脑电波包括α波、β波、顶尖波、θ波、纺锤波、κ 复合波、δ波、锯齿波、低电压混合频率波等波形。

（1）α波：清醒期闭眼状态。

α波为连接意识和潜意识的桥梁，是有效进入潜意识的唯一途径，可促进灵感产生、信息收集、增强记忆力、学习与思考等。

当大脑充满α波时，意识活动受到抑制，无法进行逻辑思维和推理活动，大脑凭直觉、灵感、想象等接收和传递信息。α波频率为 8～13Hz，见于安静清醒闭眼状态下和 REM 睡眠期，N1 期＜50%，睁眼时消失，REM 期较清醒期频率慢 1～2Hz，无振幅和形态标准，表现渐增渐减。

老年人α波频率和振幅降低，亦见于嗜睡状态，或某些重度阻塞性睡眠呼吸暂停或左心功能不全患者，可能整夜大部分时间表现为低频α波，位于枕区。

（2）β波：清醒期睁眼状态。

β波为基本脑电波之一，频率为 13～40Hz。闭目安静时出现α波，但视觉刺激、进行计算活动时，则变成振幅较小的β波。β波在清醒时出现，需努力达到注意力集中状态，见于清醒睁眼状态，为频率＞13Hz 低电位波，无振幅和形态标准，有时也出现在 N2 睡眠期，服用催眠药后出现较多。

（3）顶尖波：N1 期。

顶尖波外形尖锐，与背景区别明显，见于 N1 睡眠期后期，常与θ波毗邻，无振幅和形态标准，时间一般＜0.5 秒，位于中央部。

（4）θ波：N1 后期。

θ波见于 N1 后期，频率为 4～7Hz，一般无振幅及形态标准，但波幅通常＞50μV，有时（尤其在幼儿及青少年）为短阵高电压波。θ波应与癫痫波相鉴别，有学者称为良性癫痫样睡眠移行波（BETS）。

θ波为优势脑波时，可表现为意识中断，身体放松，是一种高层次的精神状态，也就是人们常说的“入定”。

θ波在大脑中央部位明显，与脑部边缘系统有直接关系，对于触发深层记忆、强化长期记忆（LTP）等帮助作用较大，被称为“通往记忆与学习的闸门（the gate way to learning and memory）”。

（5）纺锤波（梭形波）：N2 期。

纺锤波外形规则，频率为 11～16Hz（常见 12～14Hz），成串出现可辨的波形，持续时间≥0.5 秒，波幅＜50μV，主要在 N2、N3 睡眠期，为 N2 期的特征性脑电波。以中央区导联记录的波幅最大，服用安定类药物患者纺锤波明显增多。

（6）κ 复合波：N2 期。

κ 复合波为 N2 期特征性脑电波，无频率标准，从背景脱颖而出。一个清晰可辨的陡峭负向波（向上）之后，紧接着一个正向波（向下），凸显在背景中，持续 0.5 秒以上。通常在额部脑电导联记录明显，N2、N3 期出现。可视为睡眠期间对外界（声音）或内部刺激（呼吸暂停）的反应脑电活动。

κ 复合波结束后，1 秒内出现α波，此时称为觉醒相关 κ 复合波。与 κ 复合波相关的觉醒发生的始点，与 κ 复合波截止点时间不能大于 1 秒。

（7）δ波：N3 期或 N4 期。

δ波表现为低频率（范围 0～52Hz）、高波幅（≥75μV），整个额区可见。N2 期睡眠＜20%，N3 期睡眠δ波占 20%～50%，N4 期δ波占 50%以上。

（8）锯齿波：REM 期。

锯齿波表现为序列陡峭波浪状或三角状波形锯齿波，频率为 2～6Hz，阵发出现，本质上为θ波，＜50μV，最大波幅见于大脑中央区，常出现在阵发性快速眼动之前。δ波明显减少，快波增加，部分不规则α波（较 W 期慢 1～2Hz）、θ波（3～7Hz）。

（9）低电压混合频率波。

波幅不高于 10μV 节律波及不高于 20μV 的单个波。

22. 2018 年睡眠医学进展

（1）生理机制

在睡眠-觉醒转化过程中，丘脑室旁核（PVT）兴奋性显著增高，形成兴奋性单突触功能联系，激活 PVT 到伏隔核通路，诱导自睡眠向觉醒转换。

伏隔核 D1 受体阳性神经元活性与觉醒高度相关，抑制中脑腹侧被盖区外侧下丘脑γ-氨基丁酸能中间神经元，多巴胺能和食欲素神经元去抑制，调控觉醒行为。

γ-氨基丁酸能神经元组成脑干结构“吻内侧被盖核”，广泛纤维投射中脑多巴胺能神经元，促进睡眠生理过程，参与睡眠内稳态调控。

（2）生物标志物

有研究证实，与正常人群及客观睡眠时间＞6 小时的主观失眠者比较，客观睡眠时间＜6 小时，患者认知功能受损更为严重，在工作记忆、视觉学习、注意/警觉等方面，认知维度受损程度与血清脑源性神经营养因子水平呈显著正相关。

（3）精神情绪

有研究证实，在校学生每天使用手机时间＞4 小时，与大多数新发睡眠及情绪问题有关，包括失眠、日间嗜睡、工作日睡眠缩短、周末过多补觉、昼夜节律延迟、抑郁及焦虑等。减少手机使用时间，可改善睡眠质量，稳定情绪。

睡眠不足者表现出显著的社交距离感增加，神经通路激活模式差异显著，感知潜在威胁的神经通路激活增加，促进社交互动的神经通路激活降低。

孤独症及精神分裂症患者伴社交距离增加等症状，睡眠不足引起孤独症状增加，社交意愿更加降低。

（4）睡眠障碍

1）妊娠期不宁腿综合征：荟萃分析发现，妊娠期不宁腿综合征全球发病率达 21%，亚太地区为 11%，发病率随着孕周增加而增加。

2）发作性睡病：基于神经网络分析等手段，提高了发作性睡病的诊断效率，其特异度为 96%，敏感度 91%，明显优于人工识别法。

3）孤独症儿童：孤独症儿童服用褪黑素缓释剂后，睡眠时间延迟，睡眠潜伏期缩短，有效性及安全性较好。

4）痴呆：失眠有引起阿尔茨海默病发病的风险，对血管性痴呆无显著影响。睡眠呼吸障碍与阿尔茨海默病及血管性痴呆发病有关。

5）阻塞性睡眠呼吸障碍：有研究发现，阻塞性睡眠呼吸障碍与糖尿病存在双向关联。

6）心血管疾病：睡眠障碍与心血管疾病发病有关，睡眠障碍容易伴短时小睡，可能导致心血管不良事件。

7）焦虑及抑郁：在焦虑与抑郁症患者中，失眠加重症状，增加焦虑障碍病程后期抑郁风险。

8）冒险行为：青少年睡眠不足与冒险行为增加有关，包括饮酒、吸烟、暴力行为、交通工具及性相关冒险等。

近年来，睡眠健康受到更广泛重视，新修订的疾病分类诊断系统 ICD-11 已将“睡眠觉醒障碍”单独列为一章，与神经系统疾病及精神行为障碍属于同一级别。睡眠-觉醒平衡与稳定具有重要的生理意义，与进化、物种繁衍和个体生存发展密切相关。

第 2 章　睡眠障碍

1. 睡眠障碍的定义

睡眠始发和（或）睡眠维持发生障碍，导致睡眠时间减少或睡眠质量下降，不能满足人体生理需要，影响日间功能状态，即睡眠障碍。根据国际睡眠疾病分类，外在或内在因素导致睡眠障碍疾病达 90 余种，以失眠最多见。

（1）原因

引起睡眠障碍的原因复杂，包括躯体疾病及精神心理因素等。

外界信息刺激引起人体出现不同程度的应激反应，包括生理及心理等方面，表现为警觉性提高，思维敏捷，垂体-肾上腺皮质系统被激活，交感神经系统兴奋活跃，脉搏、呼吸、心率、血压等加快。同时，大脑“腺苷”等代谢产物蓄积增加，人体进入睡眠状态。

机体应对能力不足或应激反应过度，睡前从事高强度体力或脑力活动，交感神经兴奋持续过长，导致生物钟紊乱，进而出现各种睡眠障碍，以失眠最常见，伴入睡困难、深睡眠减少或异态睡眠，白天嗜睡，精力不足，形成恶性循环。

不良习惯是引起睡眠障碍的重要因素。如作息不规律、锻炼少、熬夜、睡懒觉、烟酒嗜好等。

不少人晚餐过于丰盛，睡前习惯喝酒。少量酒精使兴奋作用明显，可缓解压力，放松心情，但过量饮酒，可抑制大脑皮质神经元活性。酒后虽容易睡着，但睡眠变浅，酒精产生利尿作用，反复醒来，难以保证睡眠质量。睡前进食过多，夜间消化大量食物，可导致食物反流，睡眠时缺氧、低通气，导致睡眠中断，影响睡眠质量。

部分人习惯夜间长时间使用手机、平板电脑等，“光线污染”刺激视网膜细胞，冲动传入视交叉上核，松果体过早释放褪黑素，引起入睡困难、深睡眠减少等。

（2）危害

睡眠时间不足或质量不高，对大脑产生不良影响，影响人体生理功能，身体疲劳难以恢复，精神萎靡不振，情绪不稳，甚至抑郁焦虑。偶尔缺乏睡眠可能引起驾驶等操作失误，导致各种事故。长期睡眠异常，使免疫功能减退、肥胖、代谢异常、糖尿病、心脑血管疾病、恶性肿瘤、猝死等发病率增加。

（3）对策

经过数千年的不断进化，人类已经适应了白天劳作、晚间休息的生物钟节律，睡眠模式趋于稳定。因此，应对睡眠问题的对策相对简单，应作息规律，正常工作、生活、休息，脑力与体力活动相结合，应遵从“过犹不及”的原则，保持生物钟节律稳定，是保证睡眠质量的最重要前提。

2. 缺乏睡眠的危害

（1）代谢紊乱

瑞典乌普萨拉大学学者发现，一宿不睡可改变身体代谢方式，机体储存更多的脂肪组织，肌肉组织分解代谢增加，导致脂肪增加，肌肉减少。

1）受试者骨骼肌结构蛋白水平下降，参与能量代谢的几种激酶水平降低，如丙酮酸激酶及磷酸果糖激酶等，与免疫、损伤和压力相关的基因发生某些变化，肌肉炎症通路被激活，部分肌蛋白被分解。

2）某些促进脂肪生成的转录因子，如 THBD、GLYCTK、GPCPD1 增加，脂肪炎症反应，脂肪组织代谢酶分泌增加，与脂肪生成及脂肪细胞分化有关的蛋白增加，皮下脂肪合成更多的三酰甘油，增加身体脂肪存储。

3）人体水化作用与肾素-血管紧张素-醛固酮系统密切相关。在睡眠后期，抗利尿激素释放增加，参与昼夜节律调节过程，避免身体脱水。熬夜、睡眠不足等干扰抗利尿激素功能。睡眠不足引起尿比重增加，睡眠时间为 6 小时的成年人尿液浓度高于睡眠时间 8 小时的人，其体内含水量不足的概率增加 16%～59%。

缺乏睡眠可影响抗利尿激素释放，破坏体内水代谢平衡，使慢性肾病风险增加，肾小球滤过率增加，白蛋白及肌酐清除率增高。

（2）慢性疼痛

美国加州大学伯克利分校研究证实，睡眠不足可加剧或延长慢性病或受伤带来的痛苦感觉。在睡眠不足时，体内接收疼痛信号，启动缓解机制的神经通路受到干扰。睡眠剥夺后，大脑躯体感觉皮质兴奋度增加。

同时，大脑的奖励回路区域伏隔核细胞生物电活动减弱，多巴胺分泌减少，疼痛敏感度增加。大脑天然镇痛中心受到抑制，影响机体评估及调节应对疼痛反应能力。

皮肤可耐受的平均温度为 44℃，高于此温度，人体会感觉不适甚至疼痛。失眠导致大脑躯体感觉皮质敏感度增加 126%，激活人体自然缓解疼痛的神经机制受到干扰，抑制大脑镇痛中心作用，加剧和延长疼痛感觉。

睡眠是人体天然镇痛药，可帮助人们控制并减轻慢性疼痛。因此，强化睡眠管理，保证睡眠质量，有利于控制慢性疼痛症状。

（3）基因突变

研究证实，人为打乱睡眠节奏，失眠、睡眠中断持续 1 周，每天睡眠时间不足 6 小时，人体应激反应能力、免疫功能、细胞代谢等可出现异常，部分染色体异常分裂、突变增加。

当处于某种静息状态时，不同类型的组织特异性干细胞（包括造血干细胞等），能量需求较低，DNA 无损伤、很少分裂，无过早老化现象，代谢过程很少出错。

如果频繁失眠，打乱固有的生理节律，精神紧张持续应激反应，细胞分裂合成代谢增快，代谢产物增加，DNA 合成出错、活性受损，致癌、致突变等可能性增加。

对受试者进行自我催眠训练后，T 淋巴细胞和 B 淋巴细胞数量增加，恢复细胞免疫功能，缓解生理、心理疲劳状态。

部分肿瘤患者发病前多经历人生坎坷或重大变故，如离异、丧偶、丧子、失业等，精神紧张、烦躁不安，免疫力降低，易疲劳、经常感冒，伴失眠、早醒等严重的生物节律紊乱症状。

（4）早死风险

美国西北大学范伯格医学院和英国萨里大学的科学家研究证实，相比早睡早起的人，晚上不睡，早晨不起，经常睡懒觉的“夜猫子”早死的风险增高。这是基于一项 50 万人样本的研究，“夜猫子”易出现代谢功能异常，使心血管疾病风险增高，早死风险增加 10%。

由于精神压力、生活习惯等因素，“夜猫子”作息节律不健康，长期晚睡晚起，或晚睡早起，缺乏睡眠，人体生物钟不再与“日出日落”一致，产生后续影响，易患肥胖、糖尿病、神经系统疾病、心理疾病等。另一项研究发现，由于工作压力及缺乏睡眠，高血压患者死亡风险增加3倍。

当工作压力较大时，睡眠有助于恢复精力和体力，减缓压力影响。缺乏睡眠则加重工作压力。睡眠障碍和工作压力相伴而生，如同时患高血压，则对健康危害更大。

与没有工作压力且睡眠良好的人相比，单纯工作压力大，死亡风险增加1.6倍，睡眠质量差，死亡风险增加1.8倍。

“夜猫子”应改变作息模式，即使由于不可控的因素晚睡，也应该确保次日太阳升起时按时起床，白天尽量不补觉。参与体能锻炼，劳逸结合，适时减压，稳定生物钟节律，保证高质量睡眠，必要时服药治疗。

长期严重失眠，会导致身心过度疲劳，生物钟功能紊乱，机体应激反应过度，交感、副交感神经活动失衡，使心脏性猝死风险增加。

（5）情绪紊乱

长期缺乏睡眠，可影响精神情绪，增加抑郁、双相情感障碍及其他情绪异常的风险。

昼夜节律紊乱，引起情绪不稳、心境不佳、精神不振，伴随幸福感及自我满意度降低，神经质与孤独感增加，焦虑或抑郁状态。

生物钟类型是由先天生物学因素决定的，如基因类型等。必要时，人们可调整工作生活节奏，主动或被动改变部分基因片段，摆脱抑郁状态，恢复生物钟稳定状态，以适应不断变化的外界环境。

（6）操作事故

研究证实，受试者限制每天睡眠时间在5小时以内，连续1周，非快速眼动睡眠阶段变短，大脑中央沟、顶叶、颞叶等区域慢波增加，注意力减退，反应时间减慢，创造力、操作能力、警觉性下降。清醒后，受试者大脑可能间断强迫关闭数秒钟，进入“微睡眠”期，处于无意识状态，是造成交通事故的重要诱因。

睡眠缺乏可影响注意力、警觉性、专注性、操作能力等，易引起操作事故，发生工伤和意外等。据统计，美国1年内平均发生10万起机动车事故，1500

起交通伤亡，多与缺乏睡眠、疲劳驾驶有关。

3. 2A 级致癌因素

2007 年，国际癌症研究机构（IARC）把“熬夜倒班”确定为 2A 级致癌因素。

美国一项超过 100 万人的大规模研究证实，成年人睡眠时间为 6.5～7.4 小时，死亡率最低，睡眠时间少于 4.5 小时或高于 9.4 小时，死亡风险加倍。

另一项 50 万人的研究证实，相比早睡早起、规律作息，长期熬夜、睡懒觉的人早死的风险增加，心脑血管疾病、恶性肿瘤、糖尿病、神经精神疾病等患病风险较高。

调查证实，夜班工作者长期慢性睡眠剥夺，经常熬夜加班，恶性肿瘤的发病风险增加。工作 30 年以上的夜班护士，乳腺癌的发病风险增加 2.21 倍。

女性空乘人员乳腺癌、恶性黑素瘤的发病率增加。轮班工作 20 年以上的退休工人，癌症患病风险增加 27%。

长期熬夜，褪黑素分泌减少，多种生理功能（如睡眠、免疫、生殖、抗肿瘤、抗氧化等）紊乱，影响肿瘤抑制、细胞周期等基因活性，细胞增殖凋亡及 DNA 损伤修复应答等功能。

4. 致命的打呼噜

阻塞型睡眠呼吸暂停低通气综合征（obstructive sleep apnea hypopnea syndrome，OSAHS），俗称打呼噜或鼾症，表现为睡眠时上气道塌陷阻塞引起呼吸暂停，伴打鼾、缺氧、睡眠暂停、日间嗜睡等症状。OSAHS 分为中枢型（CSAS）、阻塞型（OSAS）、混合型（MSAS）3 种类型，以阻塞型最为常见。患病危险因素包括肥胖、男性、高龄、体液潴留、扁桃体或腺样体肥大和吸烟等，多见于超重、酗酒男性。

（1）危害

患者反复发生中枢型或阻塞型呼吸停止、低氧及高碳酸血症，引起血流动力学异常、生物钟节律紊乱，导致内分泌代谢失调，多系统器官损害，慢性病患病风险增加，如高血压、糖尿病、血脂异常、心脑血管病等。在 REM 睡眠期，身体肌肉处于完全松弛麻痹状态，对缺氧反应迟钝，发生中枢型或阻塞型呼吸停止，增加猝死危险。高血压、冠心病患者合并睡眠呼吸暂停综合征约占30%，OSAHS患者合并高血压约占50%。

（2）检查

多导睡眠图（PSG）检查包括脑电、肌电、眼电、气流、血氧、心电图、肢体活动、胸腹运动等。呼吸暂停指睡眠过程中口鼻气流停止达10秒以上，低通气指呼吸气流较基础水平降低超过 30%。当每晚呼吸阻塞、低通气等症状发作达30次以上，呼吸暂停和（或）呼吸暂停低通气指数（apnea-hypopnea index，AHI）＞5次/小时，可诊断OSAHS。

（3）治疗

患者应积极调整生活方式，如减肥、戒烟限酒等，避免睡前饮酒，睡姿由仰卧位改为侧卧位，纠正夜间缺氧，提高睡眠质量，减少慢性病风险。连续气道正压通气（CPAP），被认为是非手术治疗的“金标准”。治疗时，以略高于正常的压力送气，开放气道，可明显缓解低通气、缺氧等症状。部分非手术治疗无效及口咽道严重狭窄者，需手术治疗。

5. 午睡不宜过多

经过一上午的紧张学习、工作后，人们多习惯午间小睡一会儿，以缓解疲劳，精神饱满地投入下午的学习、工作中。

是否午睡因人而异，不午睡可能影响下午体力精神状态，中午适度小睡有利健康，午睡过多可能产生严重影响。

（1）午餐

午睡前切忌吃得过饱、过于油腻，饭后不能马上午睡，不宜趴着睡，否则影响消化吸收，导致食物反流，升高血糖。

（2）午睡时间

午睡时间应控制在30分钟以内，如果睡眠时间过长，进入深睡眠或梦境睡眠，自主神经调节进入夜间模式，血压、心率、代谢变慢，被闹钟或旁人突然叫醒，交感神经兴奋，增加心脑血管疾病患病风险。

（3）午睡过多

研究人员分析了307 237名欧、亚人士的午睡情况，午睡时间过多与心脏病发作增加相关。

午睡时间和代谢疾病风险呈 J 型关系。午睡少于 40 分钟，发病率无明显变化；超过 40 分钟，代谢综合征、过度肥胖、高血糖等风险增加；超过 90 分钟，代谢疾病患病危险增加 50%以上，心脏疾病增加 82%，死亡率增加 27%。因此，午睡时间不宜过多，应控制在 20～30 分钟。

6. 睡眠障碍与痴呆风险

阿尔茨海默病（Alzheimer disease，AD）俗称老年痴呆。研究证实，睡眠障碍与 AD 发病有关。

（1）白天过度嗜睡

老年人夜间睡眠质量差，伴白天过度嗜睡（excessive daytime sleepiness，EDS），β淀粉样蛋白（amyloid β-protein，Aβ）、tau 蛋白沉积易感性增加，AD 患病风险增加。

283 名正常老年人被纳入研究，其中，63 名（22.3%）老年人存在 EDS，白天反复打盹，艾泼沃斯嗜睡量表（ESS）评分增加，认知水平下降，AD 敏感相关脑区 Aβ沉积增加。与健康老年人比较，上述老年人认知障碍或 AD 患病风险增加 68%，其中，15%的认知障碍归因于睡眠障碍。

（2）发病机制

在日间清醒状态，大脑前扣带回、楔前叶等部位新陈代谢活跃，产生大量 Aβ，只有充分的睡眠才能被清除。

剥夺整晚睡眠后，受试者大脑 Aβ及 tau 蛋白清除受限，Aβ增加 30%，tau 蛋白增加约 50%。长期缺乏睡眠，机体氧化应激反应及神经炎症反应增加，Aβ代谢异常，tau 蛋白水平升高，大脑神经递质紊乱，血-脑屏障破坏，神经元突触可塑性受损，神经元发生退行性改变等。

Aβ异常沉积，学习能力和大脑适应能力下降。tau 蛋白增加，大脑神经元细胞间信号传递功能减退。Aβ、tau 蛋白在大脑中聚集沉积，大脑神经元凋亡，神经纤维缠结，认知功能障碍，导致 AD 等神经退行性疾病。

积极干预治疗睡眠障碍，有效清除 Aβ及 tau 蛋白等大脑代谢产物，有助于防控 AD 的患病风险。

7. 嗜睡症

患者突然产生不合时宜、不分场合、不可抑制的睡眠欲望，且很快进入睡眠状态。嗜睡可发生在任何时间段，常发生在不活动或单调、重复活动时，例如静坐、上课、说话、吃饭或驾车时，常见于15～30岁人群。

（1）症状

最明显的症状是白天睡意过多，并发焦虑、易怒、自我封闭等情绪，从事驾驶、操作等工作时，存在一定危险。

嗜睡症状很难根除，可能伴随终身。由于经常处于疲劳、犯困、精神恍惚状态，患者工作、学习和社交关系表现不佳，记忆力下降或记忆中断。

较常见的嗜睡症有克莱恩-莱文综合征，多发于青少年，男性，发作性嗜睡伴食量、性欲增加等症状，突然发生（几小时之内）或逐渐产生（数天之内）嗜睡症状，伴精神状态改变，如躁动不安等。

嗜睡症状持续时间可短至1天，也可长达30天，通常持续4～7天。数月内每隔一段时间重复发作，每年至少发作3个月，严重者每天都发生无法抗拒的睡眠，发病频率随着年龄增长而减少，主要在白天发作，容易猝倒。

发作时，患者通常意识到要发生什么事，由强烈的情绪引发肌肉张力消失，全身软弱无力，很快倒下并入睡。无论当时正在开车、看电影，还是跟别人讲话，都无法阻挡睡意来袭。

患者直接进入快速眼动（REM）睡眠期梦境睡眠，入睡约5分钟，开始做梦，持续时间为几分钟到几十分钟不等。睡眠刚开始或即将结束之前，产生栩栩如生的幻觉，出现睡眠麻痹。

（2）病因

病因尚未完全清楚，可能和下视丘生理功能异常有关。包括阻塞型睡眠呼吸暂停低通气综合征、昏睡症、睡眠肢体过动症、抑郁症、病毒感染、头部外伤、新陈代谢疾病、昼夜节律障碍等。

应排除发作性睡病、呼吸暂停综合征，以及脑器质性疾病或精神障碍等引起的嗜睡症状。

嗜睡症患者过度嗜睡症状持续至少1个月以上，每天睡眠时间相应延长，禁不住困意而入睡，并非前晚睡眠不足，排除服药或身体状况不佳等原因。

“阳气盛则瞋目，阴气盛则瞑目”。中医学认为，“阳”主动，“阴”主静。阳气不足、阴气有余时，如久病后体弱多病者，或高龄老人阳气虚弱、阴盛阳衰、营血不足，困倦无力而多寐，出现不可抑制的嗜睡症状。

（3）经前嗜睡

女性在经前出现嗜睡、乏力等症状，睡眠增多，月经过后症状消失，发作连续 3 个月可诊断为经前嗜睡。部分男性也存在这种现象，与发作性睡病类似，周期性表现。发病初期，睡眠时间明显延长，一般在 9 小时以上。

患者白天经常感到困倦，不得不小睡一会儿，困意才暂时消失。一个周期 20 天左右，过后一切如常，在发作前后，可能停学或停止工作。

本病开始发病年龄多在十几岁。一年之中可发作数次，发生在 20～30 岁，可自行痊愈。开始可能为过度劳累或感冒等因素诱发，之后可能没有任何诱因，伴随月经周期性出现。在发作期间，患者夜间睡眠正常，白天多次小睡潜伏期测试表现为嗜睡现象。

（4）青少年嗜睡

部分青少年夜间睡眠正常，到了白天仍经常嗜睡，尤其在上课、开会等场合，抵抗不住困意，呼呼大睡。这是一种病态睡眠，即青少年嗜睡，又称“周期性贪食嗜睡症”。本病以男童为多见，每月发作 1 次到数次，一般持续 1 天到数天。发病时患儿整日昏昏欲睡，不思饮食，有时强迫吃饭时，也会口含食物而眠，然后突然“睡醒”。睡醒后，患儿精神大振，有明显饥饿感，狼吞虎咽地进食，精神活动正常，睡眠、学习无障碍。到了下个月的同样时间段，可能会旧病复发，重演上述一幕，而后又会自愈，循环发生。

本病好发于 10～20 岁青少年，警醒水平低，在夏季的下午尤为突出，阵阵睡意反复袭来，逐渐加重，虽努力抗拒，最终还是打起瞌睡，进入睡眠状态。睡眠时间长短不一，短则几分钟，长则十多分钟，易被唤醒，醒后有短暂的清晰感觉，每日可有多次发作。青少年出现上述睡眠异常时，应及时去医院检查，排除下丘脑器质性病变，可服用利他林、苯丙胺等中枢兴奋药对症治疗。

8. 发作性睡病

发作性睡病（narcolepsy）为一种睡眠–觉醒节律障碍疾病。患者睡眠–觉醒节律异常，伴忧虑或恐惧等心理，妨碍正常社会功能，最突出的表现是不能维持稳定的觉醒状态，突然产生不分场合、不可控制的睡意。

（1）症状

在大脑处于清醒状态时突然入睡，并进入阵发性快速眼动睡眠，白天很快进入梦境，接着从睡眠中醒转，一段时间后可再次入睡。症状为白天睡眠过多、猝倒、睡眠麻痹、入睡前幻觉等。

多导睡眠图描记显示，入睡后不久即出现 REM 睡眠，入睡潜伏期及 REM 睡眠潜伏期均缩短，1 期睡眠时间延长，睡眠效率降低，伴惊醒次数增加。

（2）诊断依据

睡眠觉醒形式异常，与他人睡眠觉醒节律不同步。在主要睡眠时间段可能清醒，在白天清醒时可能突然嗜睡，症状短时间内反复出现。可影响社会、职业等功能，至少持续 1 个月以上时间。需鉴别睡眠呼吸暂停、周期性肢体运动、REM 睡眠行为障碍等疾病。

（3）预防及治疗

养成良好生活习惯，保证夜间睡眠质量，有计划地安排日间定期小睡，通过逐步训练恢复正常睡眠觉醒节律。

如发作频繁，可服用中枢兴奋药如利他林、莫达非尼等，可有效缓解症状，抑制快速眼动睡眠，提高中枢兴奋性，增进警觉性、维持清醒，降低日间睡眠发作次数，缩短睡眠潜伏期。

9. 致死性家族性失眠

致死性家族性失眠（fatal familial insomnia，FFI）为一种罕见的家族性常染色体显性遗传性疾病，由于朊蛋白基因（*PRNP* 基因）C178 和 C129 突变，引起大脑异常蛋白集聚，出现一系列症状。

（1）症状

发病年龄在 18～60 岁，中年常见，开始为顽固性失眠，出现自主神经功能失调症状，伴运动障碍、共济失调等，病情进行性进展，不断恶化，6～32 个月后患者死亡。

发病开始，患者多经历栩栩如生的梦境，时有血压升高、呼吸急促，出现偏执和惊恐等精神症状。数月内，患者出现进展痴呆症状，伴精神异常，明显消瘦、语言功能丧失，最后死亡。

（2）检查

多导睡眠图（PSG）检查发现，δ波、睡眠纺锤波κ复合波等与深睡眠相关脑电活动减少或消失，药物不能诱导睡眠，快速眼动睡眠期异常。

正电子发射计算机断层显像（PET）检查发现，丘脑、额顶叶代谢减低，组织病理学以丘脑前腹侧、背内侧神经核萎缩为特征性病变。

（3）治疗

口服强力霉素可延缓部分症状发展。

10. 觉醒混淆

睡眠觉醒障碍又称异态睡眠，包括睡眠期觉醒障碍，如意识模糊性觉醒、睡惊症等，睡眠觉醒转换障碍，如梦语症、下肢痛性痉挛等，以及梦魇、睡眠瘫痪、遗尿症等。

（1）流行病

美国斯坦福睡眠流行病研究中心发现，15.2%的受试者在过去一年中有觉醒混淆现象，8.6%的人出现完全或部分遗忘，14.8%的人既有觉醒混淆发作，又有梦游发作。

（2）易患人群

见于卒中、炎症感染、恶性肿瘤、神经系统变性等疾病患者，长期卧床或口服精神障碍药物患者，昼夜节律障碍且睡眠过长（≥9 小时）者，以及双相情感障碍或惊恐障碍患者等。

睡眠时相延迟综合征为一种特殊的觉醒混淆，患者入睡及起床时间每天均递次后移，不能按社会公认的作息时间入睡和起床。

睡眠周期相对完整，睡眠质量无明显变化，每天递次后移上床时间可达 3 小时，其睡眠-觉醒周期达到 27 小时，直至与下一个生理节律同步。

（3）病因

对于某些患者来说，睡眠障碍不是引起大脑退行性疾病的原因，而是病变的结果，可能是大脑睡眠区域退化，或是由特定药物不良反应所致，也可能是其他因素触发。如帕金森病、阿尔茨海默病等神经退行性疾病患者多并存睡眠障碍，包括失眠、片段睡眠增多、日间过度嗜睡等。

部分患者异常睡眠时间比认知功能损害症状出现得更早，甚至在神经退行性疾病发病之前几十年，即出现失眠、早醒及各种生物节律失调症状。

（4）治疗

患者出现昼夜节律生物钟失调，伴失眠、觉醒混淆发作等睡眠障碍，应提早干预治疗，避免病情进展，认知功能减退，引起神经退行性疾病。

11. 睡眠周期性肢体运动

睡眠周期性肢体运动（periodic movement in sleep，PLMS）曾被称为夜间肌阵挛（nocturnal myoclonus，NM），但其发作持续时间较后者更长。

（1）症状

入睡后，患者反复出现周期性肢体活动，如足趾或踝部重复而形式固定的背屈动作，严重时累及膝或髋关节，甚至上肢，干扰同床者睡眠，觉醒时也出现某些动作。随着觉醒次数增加、睡眠结构紊乱，患者睡眠起始困难、维持障碍，伴日间疲乏或日间嗜睡等。

本病发病率随年龄增长而增加，青春期发病率为 5%左右，老年人可达40%。本病分为特发性及继发性两种类型。肢体运动主要出现在浅睡期，尤其在慢波睡眠 N1、N2 期，踝部或足趾突然出现不可控制的单调背屈动作，每次0.5～5 秒，间隔 5～90 秒重复发作，严重者扩展到膝、髋部甚至上肢。

（2）诊断

多导睡眠图检查发现，睡眠时，患者频繁出现肢体动作，睡眠结构紊乱，觉醒及片段睡眠增加，夜间发作 4 次以上。

（3）预防及治疗

加强睡眠卫生教育，避免午后茶、咖啡、酒精等刺激饮料的摄入，避免睡前过度劳累、受凉、惊吓等因素刺激。

因本病多发生在前半夜，可尝试调整生物钟，推迟入睡时间，严重者口服左旋多巴、普拉克索、氯硝西泮等，治疗效果较好。

12. 夜惊

夜惊（night terror）为一种睡眠障碍类型，也称小儿夜惊。患儿在睡眠时突然惊醒坐起，大声尖叫，可能攻击他人，伴浑身大汗、心率增加、呼吸急促、双眼直视，发作持续 1～10 分钟，意识模糊，渐渐平复下来后，继续睡眠，早上醒来时，不记得发生的一切。

（1）诱因

发病时，患儿大脑中枢启动某种恐惧表达模式，诱因包括不良的睡眠习惯、情绪不稳等。

如睡前吃得过饱，受到打骂、训斥、责罚等不当教育方法，平时对孩子过分关注，给予过大压力，俯卧姿势入睡，盖很厚的被子，或蒙头睡觉等，均可引起本病。

儿童是频繁发生夜惊的群体，3 岁左右为高发期，因其中枢神经系统仍处于不断发育成熟期，睡眠中被过度唤起，有 3%～6%的孩子有过夜惊经历。

（2）治疗

采取相应的预防措施，指导孩子养成良好的心理素质，正确对待压力，规律睡眠正常作息。随着年龄的增长，病情稳定、好转，最后消失，一般无须药物治疗。成年后，如仍然反复夜惊发作，可能因创伤后应激障碍（PTSD）或其他广义的应激性障碍（generalized stress disorder）所致。

13. 睡眠瘫痪

梦中被人追杀（类似恐怖幻觉），好像被惊醒，却不能动弹，无法说话，这就是老百姓常说的“鬼压床”，学名为睡眠瘫痪（sleep paralysis）。

（1）梦境

做梦时，大脑启动了独特的保护机制，关闭大多数骨骼肌“开关”，张力消失，处于一种瘫痪状态。避免肢体随着梦境活动，自伤或伤人。同时，控制眼肌、呼吸肌活动的“开关”不受影响，继续正常呼吸，双眼不停水平转动。

（2）病因

突然被梦境惊醒，看见或听见恐怖的梦境内容，意识虽醒，肌肉“开关”却没有打开，想动动不了，诱发睡眠瘫痪。大多数人只有片刻瘫痪，很快醒来，并不影响身体健康。如果恐怖梦境频繁出现，持续时间较长，伴出汗、心悸、头晕、头痛，甚至喊叫、肢体伤人动作，引起紧张焦虑，或影响白天精神状态，则需要就诊。

缺乏睡眠、睡眠不规律、精神紧张、抑郁焦虑状态、睡前进食过饱，口服某些精神神经类药物等可能诱发睡眠瘫痪。

（3）神经变性病

在帕金森病等神经变性疾病发病之前数年或数十年，患者夜间出现伴随梦境的喊叫、哭泣，伴肢体动作，甚至自伤、伤人，初步诊断为快速眼动睡眠行为障碍，确诊应到睡眠或神经专科，检查评估病情，必要时给予药物干预治疗。

（4）预防治疗

为防止睡眠瘫痪，应注意规律作息，保持生物钟节律，睡前避免饱食，勿看恐怖电影或玩游戏，调整紧张、焦虑、强迫等不良心理，必要时口服药物，治疗抑郁焦虑障碍。如确诊快速眼动睡眠行为障碍，应口服氯硝西泮等药物治疗。

14. 睡眠性头痛

睡眠性头痛（hypnic headache，HH）最早由 Raskin 于 1988 年提出，又称顺时头痛或定时头痛，是一种原发性头痛，为临床上较少见的一种头痛症候群，常于睡眠中发生头痛，且大多在梦中痛醒。

（1）症状

随着年龄增长，丘脑下部松果体轴、视交叉上核功能减退，褪黑素分泌减少，可能导致睡眠性头痛。

1）发作时间：睡眠性头痛大多数发生在 REM 睡眠期，伴心率增快、血压增高等。白天睡眠过长，进入 REM 期睡眠，也可能出现头痛，其他时间一般不发作。

2）发作特点：睡眠性头痛发作有一定规律性，每次持续时间几乎固定不变，可连续发作数月至数十年之久。发作持续时间波动在 15 分钟至 3 小时，一般在 1 小时左右，每周 1 次至每晚 6 次发作不等。

3）疼痛性质：呈弥散性或局限于额、颞部或头后部，多为双侧性，也可为一侧性或呈交替性，多为中等程度疼痛，约 1/3 为剧烈疼痛，或为钝痛，也可为搏动性或针刺样疼痛。伴有恶心，一般无呕吐，无或少有畏光、畏声、流泪及上睑下垂等症状。

4）病史：部分患者可有其他类型的头痛病史，伴发于高血压、心房颤动、糖尿病、抑郁障碍、心境恶劣、脑卒中、癫痫等疾病。

（2）治疗

在急性发作期，给予口服药物对症治疗，减轻症状，终止睡眠性头痛发作。阿司匹林、对乙酰氨基酚和麦角衍生物均有一定疗效，吲哚美辛、氟桂利嗪、咖啡因、泼尼松、维拉帕米、加巴喷丁等预防本病发作。吲哚美辛仅对单侧性头痛有效。

睡眠行为学疗法和物理疗法效果虽未得到明确肯定，但可作为辅助治疗。此外，持续正压通气治疗对个别病例有效。

15. 创伤后应激障碍

创伤后应激障碍（post-traumatic stress disorder，PTSD）又称延迟性心因性反应，是指遭遇创伤性事件，如亲人突然死亡、被性侵或暴力袭击等意外事件之后，患者出现的一种精神心理异常反应。

（1）病因

本病相关发病诱发因素包括家庭、社会心理方面，诸如家庭关系、经济状况、心理创伤、成长经历等，与性别、种族、婚姻有关，与遗传、个性特征等生物学因素有关，遭遇重大创伤事件后，可诱发本病。

（2）诊断标准

成年人遭遇创伤性事件后，出现创伤后再体验、回避及麻木、警觉性增加等症状，至少持续 1 个月，诊断为 PTSD。

个体曾经暴露的创伤事件包括以下特点：此人经历、目睹或遭遇一个或多个涉及自身或他人死亡或受到死亡威胁，或严重受伤、躯体健康受到威胁，产生强烈的恐惧、无助或惊恐，儿童可能伴混乱或激惹行为。

（3）症状

受害者经常被创伤性事件闪回困扰，主动回避与创伤有关的人、事或其他对象，拒绝回忆与之相关的一切事物。患者存在觉醒和反应等异常症状，如容易受惊吓、紧张或无法入睡，影响认知和情绪状态，对原来喜欢的东西失去兴趣，存在扭曲的罪恶感等，工作或人际关系受到影响。

儿童症状和体征可能不同，症状不一定马上出现，可能会在事件发生后数月甚至 1 年后才出现。

（4）治疗

研究发现，65 名女性健康志愿者观看两段视频，一段是中性的，另一段是创伤性的。此后，安排一半人睡觉，其他人保持清醒状态。记录睡眠情况，观察回忆和闪回引起的反应。

当创伤性恐怖场景再次突然闯入脑海时，未睡眠组出现明显的负面情绪反应，睡眠组则较少出现不良情绪记忆，相关负面影响较轻。因此，睡眠疗法有望成为针对各种恐惧反应、焦虑障碍的一种潜在的治疗手段。

多数患者无须药物治疗，心理治疗是根治方法，消极情绪逐渐减轻，最终完全消失。

个别患者反复受创伤性事件闪回及噩梦等困扰，在事件发生后几个月，甚至几年后，仍然存在着不合逻辑的恐惧心境。

经历创伤事件后，应及时对患者实施心理干预或采取药物治疗等手段，保证其拥有数小时的高质量睡眠，有助于减轻相关不快记忆及创伤后不良反应，避免负面情绪和恐惧记忆等。

16. 帕金森病的睡眠管理

帕金森病（Parkinson disease，PD）是以运动症状和非运动症状为临床特征的中枢神经系统退行性疾病。PD 运动症状包括动作迟缓、静止性震颤、表情呆滞、步态异常、言语障碍等，非运动症状包括睡眠障碍、自主神经功能异常等。

（1）PD 非运动症状

早在 PD 发病前数十年，部分患者存在嗅觉减退、便秘、睡眠行为异常等症状。伴发失眠占受试者的 30%～86.8%。睡眠障碍是 PD 患者主要的非运动症状，发病率可达 40%～98%，应给予对症治疗。控制原发疾病，治疗抑郁、焦虑等精神心理障碍，进行睡眠认知行为干预。如无精神症状，一般不推荐抗精神病药物治疗失眠。30%～86.8%的 PD 患者伴失眠症状，21%～76%的 PD 患者伴发白天过度嗜睡（EDS）症状，可给予睡眠认知行为干预睡眠障碍，必要时给予药物治疗。

（2）PD 伴下肢不宁综合征（RLS）

RLS 是中老年常见的疾病，主要影响下肢，夜间症状明显，与 PD 密切相关，两者存在共同的神经病理生理机制，即大脑多巴胺能系统功能异常。应积极调整生活方式，排除缺铁性贫血等相关疾病，停止使用可能引起本病的抗组胺药、抗抑郁药及多巴胺受体拮抗药等，给予多巴胺受体激动药普拉克索等治疗。

（3）PD 伴快速眼动睡眠行为障碍

PD 伴快速眼动睡眠行为障碍可达 22.2%～60%，是 PD 常见的前驱表现，发病数年到数十年前即存在，转化为 PD 等神经退行性疾病最高可达 98.8%。应尽早干预特别是伴有自伤或他伤行为患者，加强睡眠环境安全保护，减少或停用可能引起本病的药物。口服药首选褪黑素，次选多巴胺受体激动药普拉克索，如无效，少量应用氯硝西泮治疗，注意防止跌倒风险。

（4）PD 伴睡眠呼吸阻塞

20%～60%的 PD 患者伴发睡眠呼吸阻塞症状，一般治疗包括减轻体重、戒酒、慎用镇静药、调整睡眠体位等，必要时给予连续正压通气（CPAP）治疗。

17. 睡眠与癫痫

脑部兴奋性异常增高的神经元突然过度重复放电，脑功能突发、一过性紊乱，表现为短暂感觉障碍、肢体抽搐、意识障碍、自主神经功能异常等，称为癫痫发作。

（1）睡眠诱发癫痫

稳定的睡眠状态减少癫痫发作。部分癫痫发作与睡眠觉醒周期有关，约 2/3 的癫痫发作于 20：00 至次日 8：00。超过 1/3 的复杂部分性癫痫发生于睡眠状态，常出现于非快速眼动（NREM）睡眠 N1、N2 期。夜间复杂部分性颞叶癫痫易扩散并继发泛化。额叶癫痫发作时，患者通常被惊醒，多发生于 NREM 睡眠期。

睡眠激活引起癫痫样发作，如电持续状态癫痫发生于慢波睡眠，是一种典型的睡眠发作癫痫综合征，包括良性儿童局灶性癫痫伴中央颞区棘波、发作性额叶癫痫、Lennox Gastaut 综合征额叶癫痫、辅助感觉运动区 SSMA 等。

睡眠依赖性癫痫常为部分发作性癫痫，多来源于额叶或颞叶，刺激诱导痫样放电，影响形态分布。发作间期，痫样放电多出现在 NREM 睡眠期，颞叶癫痫出现在 N3、N4 期。在失神发作癫痫中，睡眠可激活 81%～90%痫样放电，表现为持续 3Hz 棘波放电，棘波和多棘波分别孤立出现。

（2）癫痫合并睡眠障碍

癫痫合并睡眠障碍较普遍，其中，失眠发生率为 52%，合并日间嗜睡为

70%，1/3 的难治性癫痫伴阻塞型睡眠呼吸暂停。患者普遍存在白天嗜睡症状，与夜间癫痫发作影响睡眠时间减少、抗癫痫药物及镇静药使用等有关。

颞叶癫痫患者伴白天嗜睡，可能与原发性睡眠障碍有关，并增加癫痫发作概率，睡眠结构被破坏，深睡眠减少，日间困倦症状明显，诱发癫痫发作。

约 70%的难治性颞叶癫痫患者存在睡眠觉醒障碍等先兆症状，发展为复杂部分性发作，包括记忆缺失和自动症，大多数继发泛化为全面强直阵挛发作。局灶性发作癫痫发展为难治性癫痫可能性较大，泛化为全面强直阵挛发作，预后不佳。

癫痫多出现在非快速眼动睡眠期，与中央颞区棘波生理同步化放电等机制有关，与睡眠相关的颞叶癫痫发作频繁。

（3）多导睡眠监测

睡眠依赖性痫样放电或癫痫发作，多伴有以下异常：入睡潜伏期延长；觉醒次数增多、片段睡眠增加；睡眠效率降低；睡眠转换频繁；κ复合波、睡眠纺锤波减弱或异常；REM 睡眠减少或不完整；浅睡期所占比例延长；深睡期减少。

（4）发病机制

睡眠时，大脑网状上行激活系统作用减弱，大脑皮质和边缘系统得不到足够的兴奋性冲动，处于一种抑制状态，脑电波趋于慢波化和同步化。某些神经元异常生物电活动容易扩散，表现为发作间期痫样放电。

在 REM 睡眠期，丘脑与皮质同步化机制被抑制，痫样放电受到抑制，骨骼肌处于弛缓状态，γ-氨基丁酸抑制癫痫发作，癫痫概率较低且较为局限，具有定位价值。

在 NREM 睡眠期，皮质同步化影响脑电活动，丘脑对皮质神经元过度活动应答，影响睡眠纺锤波形成，抑制痫样放电。其中，丘脑网状核、皮质神经元等共同参与睡眠纺锤波和δ波的发生。

在 N1、N2 期，脑干网状结构传入减少，细胞膜表面电位在睡眠纺锤波频率范围内波动。进入 N3、N4 期，随着丘脑皮质细胞超极化，睡眠纺锤波样脑电活动逐渐被慢波（δ波）所取代。

大脑深部电极单神经元记录显示，痫样放电可出现在深睡眠阶段，如发作频繁，则出现在浅睡眠期。睡眠中断可能对发作间期痫样放电和癫痫发作产生影响，睡眠剥夺诱发发作间期痫样放电，加重发作频率和程度。

睡眠时，致痫灶放电比率和超同步化暴发增加，与清醒状态比较，非致痫灶脑电活动无明显区别。在清醒期，痫样部分发作患者出现双侧棘慢波。在 REM 睡眠期，棘波相对受限，位于一侧，发作间期痫样放电区具有定位价值，可能是致痫灶，比其他睡眠期更有意义。

（5）睡眠纺锤波

当皮质神经元过度兴奋时，通过 GABA 受体等介导，睡眠纺锤波和类似的丘脑皮质应答转变为双侧同步化棘波，引起癫痫发作。

在局灶性癫痫和继发泛化性癫痫患者中，与发作间期基线水平相比，睡眠纺锤波数量和功率谱在癫痫发作之前明显降低，影响癫痫产生和终止。

睡眠纺锤波的形成受大脑神经元生物电活动影响。起源于外侧颞叶的癫痫发作时，睡眠纺锤波减少，在大脑额中央区则出现频繁、密集活动。睡眠纺锤波对称存在，被认为是保持睡眠稳定性和抑制发作间期痫样放电的重要因素。

在脑电视频监测期间，睡眠纺锤波明显减少，可作为继发泛化全身性发作的一个警报信号。当癫痫发作抽搐时，对称的睡眠纺锤波减少，不对称的睡眠纺锤波明显增多，减少区域可能是致痫灶。

（6）治疗

多数抗痫药物影响睡眠结构，影响睡眠生理过程，减少快速眼动睡眠和慢波睡眠，缩短睡眠潜伏期，增加 N1、N2 睡眠百分比等。

1）传统抗痫药物：包括卡马西平、丙戊酸钠、苯巴比妥和苯妥英钠等，新型药物如奥卡西平、左乙拉西坦、托吡酯和拉莫三嗪等。

① 卡马西平（400～700mg/d）基础用量和急性单药治疗，睡眠潜伏期延长、觉醒减少，睡眠效率和慢波睡眠增多。

② 加巴喷丁（600～900mg/d）增加慢波睡眠，增加 REM 睡眠、减少觉醒和 N1 期睡眠。

③ 苯巴比妥减少 REM 睡眠、缩短入睡潜伏期、减少觉醒次数，增加 NREM 睡眠，特别是 N2 期睡眠，增加睡眠纺锤波。

④ 丙戊酸钠常规用量对患儿睡眠结构无影响，停药后，患儿白天困倦感减少。

⑤ 拉莫三嗪治疗难治性癫痫，增加 REM 睡眠，减少慢波睡眠，减少癫

痫发作频率。

⑥ 左乙拉西坦（1200mg/d）增加总睡眠时间（TST）、睡眠效率和 N2 期睡眠，减少 REM 睡眠。

⑦ 对于新发作的局灶性癫痫患者，给予托吡酯 200mg/d，对夜间睡眠没有影响，不引起白天嗜睡，给予 1000mg 单次剂量后，非快速眼动睡眠 N2 期增加、N4 期睡眠减少。

2）手术：经过癫痫外科手术、迷走神经刺激术等治疗后，癫痫发作频率减少，总睡眠时间增加、睡眠觉醒次数减少，白天困倦症状得到改善。

阻塞型睡眠呼吸障碍可能引起大约 1/3 药物难治性癫痫发作，经鼻腔连续气道正压通气治疗后，可减少 50%～60%癫痫发作。

18. 快速眼动睡眠行为障碍

快速眼动睡眠行为障碍（rapid eye movement sleep behavior disorder，RBD）是一种发生在 REM 睡眠期的睡眠行为异常，特征是在 REM 睡眠期肌肉失弛缓（rapid eye movement sleep without atonia，RWA），导致过度运动和梦境动作。

（1）症状

常见与睡眠相关的受伤，受伤通常与令人警觉、不快、充满动作反应和暴力梦境有关。如患者与不熟悉的人或动物对抗，很快清醒，能叙述完整梦境，与睡眠异常行为一致。

多导睡眠图（PSG）检查发现，患者在 REM 睡眠期出现肌肉失弛缓现象，为特征性 PSG 表现。

（2）发病及预后

快速眼动睡眠行为障碍在中老年人群并不少见，发病率随着年龄增长而增加，男性多见，约为女性的 4 倍甚至更多。基于大规模社区流行病学调查证实，本病可疑患病率为 4%～5%。多伴精神压抑、过度饮酒、脑血管病或神经系统变性疾病，多见于 60～70 岁存在暴力梦境的老年男性。发病数年至数十年后，快速眼动睡眠行为障碍可能发展为一类特殊的神经变性疾病，即突触核蛋白病，包括帕金森病、多系统萎缩（multiple system atrophy，MSA）及路易体痴呆（dementia with Lewy body，DLB）等，为特发性快速眼动睡眠行为障碍，约 2/3 患者可能演变为痴呆或帕金森病。

（3）治疗

确诊本病后，应采取防护措施，给予对症治疗，防止患者睡眠时自伤或伤及他人。移走材质比较坚硬的家具，选择软硬适度的床垫，降低床的高度，必要时可在床周围铺软垫、加装柔软护栏等。睡前可口服氯硝西泮，剂量为 0.5～2mg，多数患者耐受性好，常见不良反应为过度镇静，老年患者可能不耐受，可给予多巴胺受体 D2、D3 激动药普克拉索等治疗。

19. 下肢不宁综合征

下肢不宁综合征（restless leg syndrome，RLS），又称不安腿综合征，多在夜间发病，患者自觉双下肢不适，严重时需不停移动双腿，或反复下地行走，伴有睡眠中周期性肢体动作，严重影响入睡、反复中断睡眠，易误诊为其他疾病，多见于老年人。

（1）病因

原发性下肢不宁综合征多有家族史。继发性下肢不宁综合征多由于尿毒症、贫血、风湿病、代谢疾病、帕金森病等神经退行疾病及药物所致。

（2）症状

症状主要发生在两小腿，也可累及大腿和足部，可以一侧为重，或仅限于一侧下肢，上肢和手部很少受累。

受累患肢出现酸、麻、痛、灼热、虫爬、瘙痒等多种异常感觉，症状多在休息时或夜间出现，白天工作、劳动或运动锻炼时一般不出现症状。由于异常感觉症状，迫使患者不停活动小腿，甚至只有在室内、外长久徘徊，才能缓解症状，因此，被命名为下肢不宁综合征。

（3）诊断依据

患者下肢深部异常感觉，辗转反侧不停活动肢体，休息时加重，活动后缓解，夜间加重、深夜达高峰，白天缓解。

（4）治疗原则

纠正原发病，可采用中医针灸治疗，口服以下药物可能有效：维生素类药、血管扩张药、多巴胺类药物，普拉克索等非麦角类多巴胺激动药，或丙戊酸钠等神经稳定药。

（5）病例介绍

雅典 Eginition 医院 Bonakis 博士等曾报道一例严重的下肢不宁综合征。患者，男性，76 岁，因全身躁动不安伴白天嗜睡就诊，晚上出现睡眠自动症，频发无意识的自残行为，周期性下肢抽动和夜间觉醒，随后站立、有节奏游走，伴睡眠发作和跌倒。

综合患者的表现及相关病史，本病例诊断为下肢不宁综合征，罗替戈汀（一种多巴类透皮贴剂）治疗有效，支持该诊断。

第 3 章　失眠的诊治与相关疾病

2015 年，世界卫生组织调查了 14 个国家 15 个地区 25 916 名就诊患者，27%的人存在不同程度的失眠症状。中国成人失眠患病率为 32.8%，其中，3/4 的患者是 40～60 岁的中老年人，女性发病人数是男性的 1.5 倍。

失眠通常指患者对睡眠时间和（或）质量不满足并影响社会功能的一种主观体验，表现为入睡困难（入睡时间超过 30 分钟）、睡眠维持障碍（整夜觉醒次数≥2 次）、早醒、睡眠质量下降和总睡眠时间减少（通常少于 6 小时），同时伴有日间功能障碍。

失眠者多有压抑、内向等情绪和性格特征，焦虑或忧郁、增龄、慢性疾病、女性等可出现失眠及觉醒易感性。其中，女性失眠首次起病常与妊娠或绝经期等生理周期有关。失眠与各种慢性病发病率增加相关，如高血压、动脉硬化、脑卒中等心脑血管疾病。由于生物钟功能紊乱，失眠者胰岛素敏感性降低，2 型糖尿病等慢性代谢性疾病发病风险增加。

失眠影响主观能动性、注意力、执行力、记忆力等，伴思维迟滞、社交障碍，严重者伴焦虑抑郁、紧张强迫、易激惹、烦躁不安、人格障碍等精神心理异常，引起慢性病疼痛不适等躯体症状，影响日常社会功能及执行操作能力，使工作效率下降。

1. 失眠的分类

英国睡眠协会主席查里斯·艾德兹考斯基认为，失眠分为先天性、后天性和睡眠状态感知错误性 3 种。

后天性失眠又称心理生理型失眠，通常由于生活、工作压力或负性事件引发。

（1）失眠也可简单地分为原发性及继发性两种。

1）原发性失眠：包括心理生理性失眠、特发性失眠和主观性失眠等，缺少明确病因，缺乏特异性诊断指标。

2）继发性失眠：包括躯体疾病、精神障碍、药物滥用、睡眠呼吸紊乱、快速眼动睡眠行为障碍等相关的失眠，占失眠人数的 40%～50%。

（2）按失眠发病时间划分，分为急性失眠（病程<1 个月）、亚急性失眠（病程 1～6 个月）和慢性失眠（病程≥6 个月）3 种。

（3）按失眠程度分类，根据匹兹堡睡眠质量指数（PSQI）得分结果不同，失眠可分为轻、中、重度 3 种。

1）轻度失眠：偶发失眠、睡眠惊醒或睡眠不稳，晨醒过早，不影响工作或影响较小，PSQI 得分为 7～11 分。

2）中度失眠：经常发生，每晚睡眠不足 4 小时，尚能工作，伴易怒、焦虑、疲乏等精神心理症状，PSQI 得分为 12～16 分。

3）重度失眠：每晚彻夜不寐，严重影响生活质量，难以坚持工作，PSQI 得分为 17～21 分。

2. 失眠的危害

失眠影响大脑功能状态，影响学习能力、记忆力、逻辑推理等认知功能。失眠与多种慢性病风险相关，如抑郁、肥胖、糖尿病、高血压、心脏病、脑卒中、恶性肿瘤等。

（1）生长发育

由于长期失眠，导致睡眠缺乏，生长激素释放减少，影响儿童生长发育，成人肌肉蛋白合成障碍。

（2）抑郁

失眠为抑郁等精神障碍疾病前期症状，长期失眠使发展为抑郁症的可能性增加 5 倍，50%以上的失眠与抑郁、焦虑等精神心理障碍共病。失眠和抑郁症相辅相成，睡眠不足可加重抑郁症状，而抑郁又导致睡眠障碍。有效治疗失眠症状，可缓解抑郁症状，反之亦然。

（3）神经退行性疾病

长期失眠可导致大脑淀粉样斑块清除受限，帕金森病、阿尔茨海默病等神经退行性疾病发病风险增加，加速衰老进程。

3. 首夜效应

在熟悉的环境中，人们的睡眠质量较好。在陌生的环境中，不少人容易失眠，此种现象即“首夜效应”（first night effect，FNE）。在陌生环境中，入睡需要更多时间，特别是第一个睡眠周期，入睡所需时间较长。入睡后，大脑也并未完全休眠，由于本能的防御反应，启动某种类似“哨兵”的防御机制。左、右大脑半球信号活动存在一定差异，大脑左半球活跃度高于右半球。在深睡眠时，左半球更易被频繁地唤醒，为一种左脑皮质默认模式，监视未知环境可能的威胁因素。大脑左半球比平时更加“警觉”，处于更多的浅睡眠状态。由于不清楚陌生环境是否安全，自身防御机制启动，监测可疑事件，影响睡眠，容易失眠，这是身体的一种本能反应。

具有焦虑、紧张、多愁善感、多疑、情绪波动等性格特点的人，失眠更为普遍，“首夜效应”更明显。

防治对策包括不要打乱固有的生物钟、勿改变以往睡前准备活动习惯等，如果不能奏效，仍然失眠，可服用高效镇静药物。

4. 诊断

诊断失眠应同时符合以下（1）～（6）项。

（1）存在以下 1 种或者多种睡眠异常症状（患者自述，或者照料者观察到）：①入睡困难；②睡眠维持困难；③比期望的起床时间更早醒来；④在适当的时间不愿意上床睡觉。

（2）存在以下 1 种或者多种与失眠相关的日间症状（患者自述，或者照料者观察到）：①疲劳或全身不适感；②注意力不集中或记忆障碍；③社交、家庭、职业或学业等功能损害；④情绪易烦躁或易激动；⑤日间思睡；⑥行为问题（如多动、冲动或攻击性）；⑦精力和体力下降；⑧易发生错误与事故；⑨过度关注睡眠问题或对睡眠质量不满意。

（3）睡眠异常症状和相关的日间症状不能单纯用没有合适的睡眠时间或不恰当的睡眠环境等解释。

（4）睡眠异常症状和相关的日间症状至少每周出现 3 次。

（5）睡眠异常症状和相关的日间症状至少持续 3 个月。

（6）睡眠和觉醒困难不能被其他类型的睡眠障碍更好地解释。

（引自：中国成人失眠诊断与治疗指南，2017 版）

5. 鉴别诊断

原发性失眠应与精神障碍、躯体疾病、药物或物质滥用引起的失眠症状相鉴别，排除其他类型的睡眠障碍，包括呼吸相关性睡眠障碍、下肢不宁综合征、周期性肢体运动障碍、环境性睡眠困难、睡眠不足综合征、短睡眠者等。确定诊断时，应针对可以确定的精神或躯体障碍，给予相应诊断。

（1）推荐意见

1）如有可能，在首次系统评估前最好记录睡眠日记（Ⅰ级推荐）。

2）诊断失眠时，应关注共存的其他疾病和症状，并给予相应的诊断（Ⅰ级推荐）。

3）鉴别其他睡眠障碍如呼吸性睡眠障碍、周期性肢体运动障碍时，应进行多导睡眠图（PSG）检查（Ⅰ级推荐）。

4）失眠患者伴随日间过度思睡，特别是在需要鉴别发作性睡病时，应同时进行 PSG 检查和多次小睡潜伏期试验（MSLT）检查（Ⅱ级推荐）。

5）失眠患者接受合理干预后疗效反应不理想时，应进行 PSG 检查以排除其他类型睡眠障碍（Ⅱ级推荐）。

（2）睡眠变异

正常的睡眠时间因人而异，有些个体需要很少的睡眠（因担心睡眠时间过短就医）。短睡眠者通常没有入睡困难和维持睡眠困难，也没有特征性日间症状，如疲乏、专注力问题、易激惹等。然而，一些短睡眠者希望或试图延长卧床时间，可能造成失眠样睡眠模式。

失眠应区别年龄相关睡眠改变，以及由不充足的睡眠条件或环境所致的睡眠剥夺，例如，由于急诊室或职业的或家庭责任、强迫个体保持觉醒状态等。

（3）情境失眠

情境或急性失眠是指失眠持续数天至数周，经常与生活事件或睡眠时间表改变有关。急性或短期的失眠症状也可能会产生显著痛苦，妨碍个人社交和职业功能。当这些症状足够频繁，符合除了 6 个月病程以外的其他诊断标准时，可给予其他特定的失眠障碍或未特定的失眠障碍诊断。

（4）睡眠时相延迟

睡眠时相延迟型个体，在正常时间段失眠，当就寝和起床时间延迟并与其内源性昼夜节律相匹配时，则不报告入睡或维持睡眠困难。部分轮班工作人员出现昼夜节律睡眠觉醒障碍，不能等同于失眠。

（5）下肢不宁综合征

表现为起始和维持睡眠困难，伴随任何腿部不适感，应与失眠相区别。多见于 40 岁以上中老年人。症状主要发生在下肢，可累及大腿和足部，以一侧下肢为重，上肢和手部很少受累。

（6）睡眠呼吸障碍

也称睡眠呼吸暂停低通气综合征，在睡眠过程中，出现打鼾伴缺氧、呼吸暂停或低通气症状，伴日间过度困倦等。高达 50%的患者有失眠症状，在女性和老年人中更为常见。

（7）发作性睡病

易引起失眠症状，伴日间过度困倦、猝倒、睡瘫症，以及与睡眠相关的幻觉症状等。

（8）异态睡眠

在睡眠过程中发生不寻常的行为或事件，可能导致间歇性觉醒和再次入睡困难，并非失眠。

（9）药物或其他物品滥用

失眠个体经常滥用药物或酒精，试图帮助入睡，口服抗焦虑药克服紧张或焦虑情绪，用咖啡或其他兴奋剂缓解过度疲劳，如毒品、酒精、药物等，可在病因上与失眠障碍相鉴别。如果失眠仅出现在大量咖啡因使用的背景下，则应诊断为咖啡因所致的睡眠障碍（失眠型）。

（10）共病

失眠是许多躯体疾病包括糖尿病、冠心病、脑卒中、慢性阻塞性肺病、关节炎、纤维肌痛和其他慢性疼痛疾病常见的共病症状。失眠增加躯体疾病风险，躯体问题增加失眠症状。失眠障碍个体常有精神、情绪障碍，特别是双相障碍、抑郁和焦虑等。持续失眠预示着发生某种疾病的风险因素增加，失眠可能是后续双相、抑郁、焦虑和物质使用障碍等精神异常的早期症状。

（引自：中国成人失眠诊断与治疗指南，2017 版）

6. 临床评估

（1）病史采集

1）系统回顾明确是否存在各种类型的躯体疾病。

2）是否存在心境障碍、焦虑障碍、记忆障碍，以及其他精神障碍。

3）药物或物质应用史。

4）过去 24 周内总体睡眠状况。

5）进行睡眠质量评估。

6）对日间功能进行评估，排除其他损害日间功能的疾病。

7）对日间思睡患者进行评估，筛查睡眠呼吸紊乱及其他睡眠障碍。

（2）量表测评

1）艾泼沃斯嗜睡量表。

2）睡眠信念和态度问卷。

3）失眠严重程度指数。

4）匹兹堡睡眠质量指数。

5）状态特质焦虑问卷。

6）Beck 抑郁量表。

7）生活质量问卷。

8）疲劳严重程度量表。

（3）睡眠检查

1）多导睡眠图：睡眠障碍。

2）多次小睡潜伏期试验：排除发作性睡病和日间睡眠过度等。

3）体动记录仪：排除周期性肢体运动障碍。

具体而言，多导睡眠图监测发现，失眠者睡眠连续性异常，睡眠潜伏期和睡眠起始后觉醒时间增加，睡眠效率（即睡眠时间和总卧床时间的百分比）降低，1 期睡眠增加，3、4 期睡眠减少。

在睡眠起始期至非快速眼动睡眠期间，出现高频脑电图。周期性肢体运动障碍患者反复出现下肢收缩抽动动作，慢波睡眠时多见，片段睡眠增加。

7. 病程发展

失眠症状的起病可出现在生命周期的任何阶段，第一次发作多见于青年期，较少始于儿童期或青春期。女性新起病的失眠可能会出现在绝经期，即使其他症状如潮热已经消失，失眠仍继续存在。失眠也可能在生命晚期起病，与相关疾病有关。

失眠可以是情境性的、持续的或反复发作的。情境性失眠或急性失眠通常与生活事件或快速改变的睡眠时间或环境有关，一般持续数天或数周。当初始的促发事件消失后，失眠也会缓解。

对于一些个体，特别是对于更易患睡眠紊乱的个体，可能因为条件反射因素和觉醒增强，失眠在初始的触发事件后仍持续很长时间，促发失眠的因素不同于使其加重的因素。例如，因为受伤后疼痛而卧床的个体，可能发展为睡眠负性相关。条件反射性觉醒可能会持续，从而导致持续性失眠。类似病程也可能出现在急性心理应激或精神障碍等背景下。在重性抑郁发作期间，失眠成为关注的焦点，导致负性条件反射，甚至在抑郁发作消失后仍然存在。

在一些案例中，失眠起病隐袭，没有任何可识别的促发因素。失眠也可能是间歇性的，其反复发作通常与应激性事件有关。

随访调查发现，慢性失眠患病率在 45%～75%。即使失眠病程转为慢性，每晚睡眠模式也会变化，在多个不良夜间睡眠之间，偶尔也会穿插质量良好的夜间睡眠。

失眠特点随时间而改变。许多个体在持续睡眠问题起病之前，有睡得“轻”或睡眠容易被打扰等病史。在中年和老年群体中，失眠的主诉较为普遍。

失眠类型随着年龄而改变，入睡和维持睡眠困难可能也会发生在儿童期和青少年期，在青年中最常见的是入睡困难，在中年和老年个体经常出现睡眠维持困难问题。

儿童期睡眠困难可能来自条件反射因素，例如，儿童在父母不在的情况下，没有学会入睡或觉醒后再次入睡，或来自于没有一致的睡眠时间表和睡眠习惯。

青春期失眠通常有不规律的睡眠时间表，例如，睡眠延迟触发或加重。在儿童期和青春期，心理和医学因素可以导致失眠。

随着年龄的增长，躯体健康问题增加，失眠增加。与正常发育过程有关的睡眠模式的改变，应与超出年龄相关的改变相鉴别。

8. 风险与预后

当个体遭遇重大生活事件，例如，疾病、亲人分别等，或面对虽不太严重，但慢性持续存在的日常应激事件时，睡眠紊乱更易发生。大多数个体在初始触发事件消失后，能恢复正常的睡眠模式，那些更易患失眠的个体则继续经历持续性睡眠困难。

长期因素可能造成恶性循环，例如，不良的睡眠习惯、不规律的睡眠时间表，以及因害怕不能入睡而导致失眠，诱发持续性失眠。焦虑或担忧等人格增加觉醒易感性，抑制情绪增加失眠易患性。噪声、光线和不舒适的高温或低温，以及高海拔等因素可能增加失眠易患性。

睡眠紊乱及失眠存在家族倾向性，相对于异卵双生子，失眠患病率在同卵双生子中更高。与普通人群相比，在一级亲属的家庭成员中更高。这种关系在多大程度上通过遗传易感性传递尚不清楚。如通过观察父母的睡眠模式，或作为其他精神病理副产物传递等。

有害的病程影响因素包括不良的睡眠卫生习惯（如过度使用咖啡因、不规律的睡眠时间等）。

与男性相比，在女性中，失眠是更常见的主诉，首次起病经常与孩子的出生或绝经期有关。尽管老年女性失眠的患病率较高，但是多导睡眠图研究表明，与老年男性相比，在老年女性中睡眠的连续性和慢波睡眠保持得更好。

9. 诊断标志物

多导睡眠图显示睡眠连续性损害，例如，增加的睡眠潜伏期和睡眠起始后的觉醒时间，睡眠效率降低，即睡眠时间和总卧床时间的百分比降低。1 期睡眠可能增加，而 3 期和 4 期睡眠下降。

睡眠损害的严重程度并不总是与个体的临床表现或睡眠不良的主诉相匹配，相对于多导睡眠图结果，失眠个体通常低估睡眠时间而高估觉醒时间。

定量脑电图分析显示，在睡眠起始和非快速眼动睡眠期间，与睡眠良好的个体相比，失眠个体有高频率的脑电图。与没有睡眠障碍个体相比，失眠障碍个体可能具有较低的睡眠倾向，大脑皮质觉醒度增加。各个实验室测量结果尽管不一致，但均存在增加的觉醒和下丘脑-垂体-肾上腺轴广泛激活证据。例如，皮质醇水平增加，心率变异性提高，对应激的反应、代谢率增加等，与生理和认知方面觉醒增加有关，在失眠障碍中起到了重要作用。

失眠个体可能会出现疲乏或憔悴，或与之相反，出现过度唤醒和"紧张"。然而在体格检查中，没有一致的或特征性的异常，存在着与应激相关的心理生理症状发病率的增加（如紧张性头痛、肌肉紧张或疼痛、胃肠道症状等）。

因为失眠者过度担心自身睡眠，增加日间易激惹和不良专注力，可能产生人际间、社交和职业等问题，注意力和专注力降低较常见，与较高比例的事故发生率有关。失眠引起部分长期后果，包括增加严重抑郁障碍、高血压、心肌梗死等风险，导致缺勤、工作绩效降低、生活质量下降、经济负担增加等。

10. 失眠的神经影像变化

（1）正电子发射断层成像（PET）

PET 是在分子水平上检查人体器官组织生理病理变化。研究证实，大脑基底节区参与运动调节，与自我监督、执行功能、情感调节及动机性行为有关，纹状体-丘脑网状核环路变化与睡眠障碍有关。

1）在首个 NREM 睡眠期，慢性失眠者脑血流灌注减少，尤其是基底节区，与过度唤醒或长期睡眠不足有关。慢性失眠者促醒脑区及边缘系统葡萄糖代谢水平降低，清醒后，前额叶皮质葡萄糖代谢水平降低。

2）在 NREM 期，慢性失眠者丘脑、前扣带回、颞叶、额叶、脑桥被盖等区域脑代谢增强，觉醒阈值降低和（或）对觉醒感知增加。

（2）功能性磁共振成像（fMRI）

fMRI 用于检查大脑不同区域功能变化情况。研究发现，慢性失眠者在执行分类和词语流畅性任务时，中央和下部前额叶皮质区域处于低激活状态。

1）慢性失眠者视空间工作记忆能力下降。双侧海马旁回，双侧颞叶皮质、额叶皮质及顶上小叶处于低激活状态，杏仁核与岛叶、纹状体、丘脑功能连接降低，伴边缘系统或情感相关脑区活动异常。

2）失眠者前岛叶脑区处于异常激活状态。大脑岛叶整合内脏感知觉、情感等信息，与情绪、自我意识等有关，在失眠发病中起重要作用。

3）顶叶与额叶属于空间语言工作记忆皮质结构，慢性失眠者顶上小叶与右侧额上回连接减弱，海马与丘脑、脑干功能连接增强，词语学习能力下降。

不同脑区功能连接状态改变，为理解失眠者认知功能受损提供了影像学依据，失眠神经机制的有关研究可能为寻找治疗靶点提供帮助。

（3）磁共振（MRI）

利用磁场质子成像原理，检查人体中枢神经系统及肿瘤等变化情况，为磁共振。研究证实，失眠者睡眠潜伏期和觉醒指数增加，REM 睡眠比例降低，言语和视觉记忆能力、部分额叶功能受损。

1）失眠者海马体积较正常者小，CA1 区萎缩与睡眠质量较差有关，结合区体积与言语记忆、言语信息处理、言语流畅性有关，与认知功能受损有关。

2）失眠者前扣带回嘴部体积变大，与睡眠潜伏期延长及失眠严重程度相关。前扣带回活动增多，体积代偿性增加，减轻精神情绪症状。松果体体积变小，与 REM 睡眠潜伏期相关。

11. 失眠与心血管疾病

（1）发病情况

在失眠患者中，47.5%的人伴高血压，14.9%的人伴糖尿病，58.2%的人伴抑郁障碍，46.1%的人存在 3 种以上心血管疾病风险因素。

睡眠时间及睡眠质量与心血管事件密切相关，校正年龄、性别、种族、烟酒、体重、锻炼、抑郁等因素后确定，睡眠时间不足或过长者心血管疾病风险增高，与肥胖、高血压、心肌缺血、心律失常等相关。

慢性失眠者高血压发病风险增加，多次小睡潜伏期试验（MSLT）＞14 分钟时，高血压患病概率增加 300%（OR=3.27），当 MSLT＞17 分钟时，高血压患病概率增加达 400%（OR=4.33）。

难治性高血压患者总睡眠时间、快速眼动睡眠时间及睡眠效率降低。

（2）失眠与猝死

美国某流行病学调查证实，每年夜间约有 37 500 人发生猝死，其中，约 88%的猝死与心血管疾病有关，而 20%的心肌梗死、15%的心脏性猝死，发生在午夜至早晨 6：00 之间，可能与睡眠障碍有关。

长期睡眠不足及睡眠时间过长，增加罹患冠心病和卒中风险，使早亡风险增加。每天睡眠时间≥9 小时，风险增加 16%；睡眠时间<6 小时，冠心病风险增加 58%。每天睡眠时间 7～8 小时是成人理想的睡眠时间，心血管疾病风险相应降低 24%。

（3）影响机制

长期睡眠剥夺后，患者自主神经功能及内皮功能障碍，免疫炎性激活交感-肾上腺髓质轴及下丘脑-垂体-肾上腺轴，血清皮质醇、去甲肾上腺素、肾上腺素等分泌增加，心脑血管疾病发病风险增加。

12. 失眠与内分泌疾病

良好的睡眠有助于调节人体能量代谢平衡，减少热量摄入，增加能量消耗，保持体重，控制腰围。睡眠不足导致食欲增加、新陈代谢增快、体重增加、肥胖。

（1）代谢变化

失眠减少呼吸、消化等生理代谢能量消耗达 5%～20%，降低人体胰岛素敏感性，升高胰高血糖素、饥饿素、皮质醇等应激激素水平。

长期睡眠不足可改变肠道细菌平衡，通过脑肠肽等机制，影响基础代谢。失眠者食欲增加，饱腹感及饥饿感激素代谢平衡被打乱，对食物的冲动明显，同时，能量消耗减少。

研究证实，慢性失眠与肥胖、代谢综合征有关，睡眠时间与心血管疾病、内分泌代谢疾病发病率有关。

在校正了年龄、种族、性别、体重指数（BMI）、吸烟、饮酒、抑郁、睡眠呼吸障碍、周期性肢体运动等因素后发现，与正常睡眠者相比，失眠且睡眠时间≤5 小时组糖尿病风险升高（OR=2.95）。

另一项研究分析了 24 821 例超重及肥胖儿童及青少年，睡眠时间较短者发展为超重或肥胖症的风险增加 2 倍（OR=2.15）。

多导睡眠图（PSG）检查发现，失眠者慢波睡眠时间与体重指数（BMI）结果呈负相关，BMI 增高者慢波睡眠较少。

（2）影响机制

失眠影响下丘脑-垂体-肾上腺轴、下丘脑-垂体-甲状腺及性腺轴功能，机体内分泌代谢异常，肝糖原分解增加、葡萄糖利用减少，胰岛 A 细胞、B 细胞功能改变，血糖增高。

睡眠剥夺者摄入营养素比例发生变化，以高脂肪、低蛋白质为主，糖类变化不大，改变能量代谢平衡，生物钟节律调节紊乱，影响神经体液调节功能，使胰岛素敏感度下降，胰岛素抵抗、糖尿病患病风险增加。

13. 失眠与消化道疾病

失眠影响消化系统功能，与胃食管反流病、炎症性肠病及肠易激综合征等消化系统疾病有关。

（1）胃食管反流病

患者胸腔压力降低，食管括约肌一过性松弛，功能障碍，食管蠕动减慢，向胃肠输送能力减弱，引起胃食管反流，食管黏膜损伤，出现灼热、反酸、疼痛等症状。失眠增加胃食管反流病的患病率。

1）睡眠紊乱增加 Barret 食管（癌前病变）发病风险，失眠伴睡眠效率降低、觉醒时间延长等，食管反流事件、超过 5 分钟反流次数、pH＜4 事件增加。

2）胃食管反流病患者多伴睡眠障碍，包括失眠、阻塞型睡眠呼吸暂停低通气综合征（OSAHS）等，发生率为 25%～65%，食管炎、食管侵蚀程度与睡眠障碍相关。

3）OSAHS 患者伴呼吸暂停及低通气，造成频繁微觉醒，胃食管反流病患病率（10.2%）较正常人群（5.5%）升高，是消化道出血的独立危险因素，消化道出血率（0.45%）较正常对照人群（0.18%）高 2.4 倍。

经过连续正压通气治疗后，夜间胃食管反流症状得到改善。

（2）炎症性肠病

50%的长期倒班者伴失眠、入睡困难、睡眠片段化等睡眠障碍，日间嗜睡，日常功能受累，容易患炎症性肠病。

动物实验发现，急性睡眠剥夺后，大鼠血清去甲肾上腺素、胃泌素水平及胃液酸度增加，胃肠道黏膜血流量下降，肠壁黏膜层损伤断裂，肠黏膜炎性病变加重。

严重睡眠障碍患者血清 C 反应蛋白水平增高，炎症性肠病发病率增加。炎症性肠病恢复期患者如存在睡眠障碍，提示本病仍有亚临床活动。

（3）肠易激综合征

研究证实，33.3%的失眠者伴肠易激综合征，21.3%伴功能性消化不良。在通宵工作的内科医生中，19%的人可能患罗马III型肠易激综合征。在慢性失眠学生中，肠易激综合征发生率为 19.7%。

睡眠质量越差，肠易激症状越重。服用褪黑素治疗后，患者睡眠改善，胃肠道动力改善，NK 细胞及 Th2 细胞抗炎活性增强，内脏痛觉过敏症状减轻，失眠及肠易激症状均得到改善。

14. 失眠与脑卒中

失眠与脑卒中关系密切，经常共病存在，互为因果，恶性循环。失眠者脑卒中发病风险增加，脑卒中后，生物钟节律紊乱，失眠等睡眠障碍加重卒中病情，影响卒中康复。

（1）脑卒中的高危因素

研究证实，长期睡眠不足或睡眠过多引起食欲增加，导致高血压、高脂血症、动脉粥样硬化、心脏疾病等慢性病，肥胖、糖尿病风险增加，脑卒中发病率增加 4 倍。

（2）脑卒中后失眠

某流行病学研究证实，57.9%的脑卒中患者伴失眠症状，高于普通人群失眠发病率。

脑卒中患者常合并失眠及抑郁、焦虑障碍等精神心理症状，加重躯体运动感觉障碍等症状，如同时服用多巴胺、胆碱、精神类等相关药物，可加重失眠症状，影响睡眠质量。

（3）治疗策略

在治疗上，应具体分析卒中患者失眠的原因，给予对症治疗。如苯二氮䓬类药（三唑仑、咪达唑仑）、非苯二氮䓬类药（酒石酸唑吡坦、佐匹克隆）、选择性 5-羟色胺再摄取抑制药（舍曲林、文拉法辛）、中草药等。治疗起始应小剂量、增量较慢，缓解后维持治疗，注意不良反应。对伴发的焦虑、抑郁等症状，给予相关药物治疗。

15. 失眠与痴呆

（1）记忆过程

记忆储存于大脑交错连接的神经元之中，记忆效率取决于突触连接强度与数量。良好的睡眠保证大脑完成突触“修剪”，稳定神经元突触连接，是记忆储存的必要条件。

清醒时，突触连接增强，工作效率提高。睡眠时，突触连接断开，精细调节，完成记忆过程。

睡眠时，大脑完成一系列生命活动必需的生理过程，包括突触修剪，清除日间产生的β-淀粉样蛋白斑块等代谢“垃圾”，适时断开部分神经突触连接等。

（2）剥夺睡眠

动物实验证实，注射食欲素后，剥夺小鼠睡眠24小时，小鼠持续保持清醒状态，在海马、丘脑等重要的功能区，β-淀粉样蛋白水平增加，淀粉样蛋白斑块增多，记忆、感知觉等生理功能障碍。注射抑制食欲素药物，淀粉样蛋白水平降低，斑块形成减少。

在清醒状态下，β-淀粉样蛋白等代谢产物浓度升高。在睡眠状态下，细胞间液增多，大脑通过“类淋巴系统（glymphatic system）”完成脑脊液循环过程，将β-淀粉样蛋白等代谢“垃圾”排出大脑。

（3）失眠与痴呆

失眠老年人慢波睡眠比例减少，影响大脑清理系统功能，不能有效清除β-淀粉样蛋白斑块等代谢“垃圾”，与之相关的异常蛋白聚集增多，形成“老年斑”沉积，引起阿尔茨海默病、帕金森病等神经退行性疾病。

痴呆患者大脑蛋白代谢异常，脑脊液中β-淀粉样蛋白水平较高，伴各种睡眠障碍，失眠与痴呆形成“恶性循环”。

16. 失眠与精神疾病

失眠是精神心理障碍的高危因素，可加重部分精神疾病病情。纠正失眠，提高睡眠质量，有利于降低焦虑、抑郁等精神疾病风险。

（1）精神疾病

1）焦虑、抑郁障碍等精神心理疾病患者多伴睡眠障碍，如睡眠效率下降、入睡潜伏期延长、总睡眠时间减少、夜间觉醒次数增加等，重复性焦虑梦境增多等。

中青年焦虑障碍较多见，或焦虑抑郁共病，常伴失眠、早醒，少数患者可能出现睡眠过度或睡眠总时间延长。老年抑郁障碍者入睡时间大多正常，与梦有关的觉醒次数增加，片段睡眠增加，睡眠效率降低。

2）躁狂症患者长期处于情感高涨、易激惹等状态，睡眠障碍表现为实际睡眠时间和睡眠需求均减少。

3）在发作期和症状缓解期，精神分裂症患者出现多种睡眠障碍，表现为失眠、浅睡、多梦或间断性睡眠，以入睡困难为特征，在疾病后期，可能出现过度睡眠。

精神疾病患者长期服药治疗，可引起体重增加等不良反应，易伴发睡眠呼吸暂停低通气综合征。

（2）失眠引起自伤

研究人员对挪威 10 220 名年龄在 16～19 岁的青少年进行调查，约 10%的青少年曾有或多或少的自伤行为，与多种睡眠障碍有关，如失眠、睡眠时间缩短、片段睡眠等。

环境和负性生活事件，如曾目睹旁人特别是家庭成员的自伤行为，导致青少年心理失衡，甚至自我伤害。其中，长期失眠是青少年自杀行为的独立危险因素。

（3）失眠与头痛

研究证实，头痛患者伴失眠、睡眠结构异常、觉醒增加，偏头痛多因冷觉痛阈下降而发作，与非快速眼动 N1 期增加有关。

失眠触发并加剧紧张性头痛，是头痛的独立危险因素。积极治疗失眠等睡眠障碍疾病，改善睡眠质量，可作为头痛一级或二级预防的有效措施。

17. 睡眠卫生教育

睡眠卫生教育目的在于教育患者提高认识，了解日常作息、饮食、环境等因素对睡眠的影响，认识失眠对身体及心理健康危害，通过自身调整，尽快缓解失眠症状。

（1）生活方式

失眠者应从改变生活方式着手，减少不利于睡眠的行为模式，养成符合生物钟规律的良好睡眠习惯。

确定适合个人的上床及起床时间，严格执行作息时间，减少在床上时间，提高睡眠效率（实际睡眠时间/床上时间），获得满意的睡眠质量。

为了弥补睡眠不足，提倡失眠者适量“小睡”，早晨醒来后，可以再小睡20分钟左右，老年人体力下降，白天可几次“小睡”，恢复精力体力。

午睡时间应控制在20分钟左右，午睡过长，影响内分泌代谢及心脑血管健康，减少晚上睡意，影响夜间睡眠。

（2）正确认识失眠

很多失眠者存在着过分放大睡眠问题的情况，主诉睡眠障碍与睡眠监测数据不符，经常低估睡眠时间而高估觉醒时间，实际睡眠障碍严重程度可能与临床表现或主诉不匹配。

指导失眠者以正常心态对待失眠症状，正确看待睡眠质量，必要时进行睡眠监测，给予积极的心理暗示，树立健康心态，有效纠正对睡眠质量的错误感知。

每天睡眠7～9小时是平均睡眠时间，但每个人所需要的睡眠时间是不同的，睡眠时间因人而异，不应刻意要求每日睡眠时间一定要达到8小时。

（3）减少负性情绪

影响睡眠的因素很多，来自工作或生活等各方面的压力、情感因素、家庭变故、重大事故等，均可影响睡眠质量。

失眠者往往伴随沮丧、气愤、委屈、悲伤等一系列负面情绪，对亲人、朋友或心理治疗师等，应袒露心扉，充分表达沟通，将负面情感倾诉发泄出来，以有效化解焦虑抑郁等情绪，是纠正睡眠障碍的前提条件。

根据失眠者的具体情况，进行辨证施治、因人施治，减少心理应激等因素干扰。教育患者增强信心，保持乐观的生活态度，减少负面情绪影响，培养兴趣爱好，专注投入、精神集中，获得属于自己的成就感，不应过分关注睡眠问题。

（4）生活细节

午后控制咖啡、浓茶、酒精等摄入，晚餐进食容易消化的食物，如苹果、香蕉等含芳香类水果，避免过饱或过饥。

晚饭后，不要从事过于兴奋的活动，如看动作或惊悚电影、听摇滚音乐等。

入睡前，可适当进行一些户外运动，如呼吸新鲜空气，让身体疲倦，抑制大脑皮质过度活动，避免处理复杂问题，不要被问题所困扰。

如睡前饥饿感明显，可以吃少量食物，如 1～2 片面包及温牛奶，以安神助眠。

卧室环境尽可能安静、舒适，保持适合的温度，以尽快进入睡眠状态。

躺下 30 分钟左右仍不能入睡者，可起床做一些放松活动，如看书报等。

夜间醒来如厕后，不要看时间、刷手机，应静下心来，继续睡觉。

（5）睡眠卫生习惯

1）尽量避免饮用含酒精、咖啡因的饮品。

2）睡前 4 小时以内，避免进食难以消化的食物。

3）晚饭后，避免大量饮水或其他饮料。

4）晚饭后，避免从事引起过度兴奋的刺激性活动。

5）床只能用来睡觉和性活动。

6）建立一套准备就寝的流程。

7）保证卧室利于入睡的环境，如舒适的温度、光线和声音等。

8）睡前放空思想，轻松愉悦，心情平静，快速进入睡眠状态。

9）在特定时间起床，即便是在周末。

10）保持规律的体育锻炼，睡前不进行强度大的运动。

18. 认知行为治疗

失眠认知行为治疗是一种行为心理疗法，内容包括睡眠限制、刺激控制疗法、放松训练、调整睡眠习惯等，使失眠症状得到不同程度的缓解。

治疗失眠关键不应仅限于改善短期症状，应侧重阻断失眠过程中的恶性循环，消除对失眠的恐惧等。

失眠认知行为治疗虽然起效缓慢，但作用时间相对持久，疗效逐渐增强，改善日间症状，如抑郁、焦虑、疲劳等方面，提高生活质量，相比联合药物治疗等方法更有效。

治疗时，应根据失眠患者的不同症状及需求，制订个性化的治疗和评估方案，选择合适的治疗方法，规范诊疗，服药不再是唯一选择。

（1）刺激控制治疗

目的是纠正不良条件反射，重新建立床与入睡之间的条件反射。

刺激控制治疗基于条件反射原理，有效缓解后天性失眠。

避免在床上看手机、玩电子游戏、读书等。

如躺下 20 分钟左右仍不能入睡，应下床活动，直到再次有睡意。

在反复上床后，仍然不能顺利进入睡眠状态时，可继续重复上述步骤。

进行治疗前，应明确交代治疗方法的目的和益处，避免反复起床、躺下，出现厌恶情绪。

无论自我感觉夜间睡眠质量如何，每天均应定时起床，白天避免睡觉，即使需要午睡，时间也应控制在 20～30 分钟。

（2）放松训练治疗

又称松弛疗法，通过训练，有意识地控制自身心理、生理活动，降低唤醒水平，是一种系统改善身心功能的心理治疗方法。

常用的放松技术有腹式呼吸放松法、想象放松法、肌肉放松法等。

腹式呼吸是通过膈膜上下移动，呼出停滞在肺底的二氧化碳，吸入大量氧气。腹式呼吸可放松肌肉，减轻压力，改善睡眠质量，目的在于减轻睡前躯体紧张，摆脱干扰睡眠的兴奋性思维。

具体方法为：调整为最舒服的睡眠姿势；闭眼，深吸气，缓慢呼气；缓慢呼气，感受双肩下沉，肩部肌肉放松；继续深吸气，然后缓慢呼气，感受肩膀下沉、放松的同时，感受肌肉放松逐渐扩展到上肢、指尖、躯干、下肢、足趾等部位；继续深吸气，缓慢呼气，感受肩膀、躯干、四肢肌肉放松，颈部和头部同时得到放松；继续几个循环的练习，缓慢呼气时，感受全身肌肉放松，使心情平静，很快入睡。

（3）睡眠限制治疗

睡眠限制治疗是由美国纽约州立大学睡眠研究中心史比曼教授首先提出的，已在全球得到广泛应用，是多元化失眠认知行为治疗方法之一。通过限制在床上的活动时间，与平均总睡眠时间匹配，其目的在于满足核心睡眠需求。

失眠患者平均每晚睡眠效率应在 90%以上，否则递次减少床上时间，患者建立平衡睡眠动力，重塑睡眠与觉醒周期，临睡前精神与生理兴奋度受到抑制，进而缩短睡眠潜伏期，获得更加平稳的睡眠。

由于夜晚睡眠时间受到限制，并且不被允许在白天进行小睡，在治疗初期，患者可能感到疲乏、嗜睡甚至造成日间功能障碍。

在进行睡眠限制治疗时，不建议患者从事驾驶或重型机械操作等危险性较高的工作。

1）记录睡眠日记：记录当晚上床时间、起床时间、实际睡眠时间、上厕所次数、觉醒次数、上床至第一次睡着时间及其他可能影响睡眠的因素，计算出当晚的平均在床时间（起床时间－上床时间）、睡眠时间（实际睡着的时间）、睡眠效率（睡眠时间/床上时间×100%）等数据。

2）减少床上时间：调整睡眠习惯，减少床上时间，提高睡眠效率（睡眠时间/床上时间×100%）。没有睡意时不要躺在床上，尽量避免早晨醒后赖床的习惯。

3）制订睡眠计划：并根据实际睡眠时间和理想的睡眠效率（＞90%）计算出合理的在床时间（即睡眠时间/90%）。确定上床时间及起床时间（在床时间=起床时间－上床时间），起床时间可通过闹钟固定。

经过 1 周的行为治疗，如果平均每晚的睡眠效率在 90%以上，则下周可提前 15～30 分钟上床；如果上周平均睡眠效率为 80%～90%，则下周维持原来时间；如果上周平均睡眠效率＜80%，则下周上床时间以推迟 15～30 分钟为宜。

19. 失眠药物治疗原则

失眠药物治疗应遵循个体化原则。当连续多日，躺下 30 分钟后，仍不能入睡，比通常起床时间明显提前醒来，预期入睡困难等，给予药物治疗。

（1）服药时间

可提前 5～10 分钟服用药物，自小剂量给药，达到有效剂量后，维持治疗。

（2）使用疗程

催眠药物以短程（2～4 周）应用为宜，避免长期使用，避免产生耐药性及依赖性。

使用时，可考虑定期或不定期更换药物，交替应用不同种类的药物催眠，以减少失眠复发和可能出现的戒断症状等。

（3）慎用

急性酒精中毒、昏迷或休克、药物滥用或成瘾史、肝肾功能损害、低蛋白血症、重症肌无力、严重抑郁、急性闭角型青光眼发作、严重慢性阻塞性肺疾病等情况慎用。

（4）妊娠及哺乳期妇女

应用时应权衡利弊。

（5）癫痫

突然停药可导致癫痫发作。

（6）青少年

12 岁以下不推荐使用催眠药。

（7）注意事项

服药期间不得饮酒或含酒精饮料，服药后 6～8 小时，不宜从事驾车、高空作业或操作精密仪器等工作。

（8）其他处方药

抗癫痫药、抗精神病药不作为首选药物使用，仅适用于某些特殊情况和人群。不推荐应用巴比妥类药物、水合氯醛等药物。

（9）非处方药

抗组胺药等常被失眠患者自行使用，不推荐。

（10）药物调整

以下情况，必要时变更干预方案，或根据睡眠改善状况适时采用间歇治疗（Ⅱ级推荐）：推荐的治疗剂量无效、产生耐受性、不良反应严重、与治疗其他疾病的药物有相互作用、使用超过 6 个月、高危人群（有成瘾史）等。

（11）停药

患者自我控制睡眠，如其他疾病或生活事件去除后，可逐渐停药，避免突然终止药物治疗，减少失眠反弹（Ⅱ级推荐）。

在停药过程中，如出现严重或持续的精神症状，应对患者进行重新评估（Ⅱ级推荐）。

逐步减少夜间用药量和（或）变更连续治疗为间歇治疗（Ⅲ级推荐）。

（12）评估

部分失眠患者对药物治疗反应有限，或仅能获得一过性睡眠改善，同时罹患多种疾病，多种药物同时应用，可能存在药物交互反应，干扰治疗效果。推荐将认知行为干预作为添加或替代治疗手段（Ⅰ级推荐）。

20. 镇静催眠药

（1）苯二氮䓬类药物（BZDs）

本类药物具有苯二氮䓬类化学结构，对特异性受体亚型选择性不高。包括三唑仑、艾司唑仑、氟西泮、夸西泮、替马西泮、阿普唑仑、地西泮、劳拉西泮、咪达唑仑等。

非选择性激动 GABA-A 不同α亚基，兼有镇静、抗焦虑、肌肉松弛、抗惊厥作用，可缩短睡眠潜伏期、增加总睡眠时间。

不良反应包括日间困倦、头晕、肌张力减退、跌倒、认知功能减退等，可能引起反跳性失眠，停药时可能会出现戒断症状等。

1）三唑仑：短效苯二氮䓬类药物，快速吸收（15～30 分钟），缩短入睡时间，半衰期短（1.5～5.5 小时），代谢产物无活性，宿醉现象（白天嗜睡作用）少（注：在我国，三唑仑属一类精神药品管理，不推荐用于失眠治疗）。

与地西泮（安定）相比，三唑仑催睡作用强 4～5 倍。成人常用量 0.25～0.5mg，睡前服。

不良反应多见头晕、头痛、嗜睡，恶心、呕吐、头晕眼花、语言模糊，动作失调较少见。较其他苯二氮䓬类药物更易发生记忆障碍。少数可发生昏倒、幻觉。

2）马来酸咪达唑仑：短效苯二氮䓬类药物，镇静催眠药咪达唑仑的马来酸盐制剂。作用与劳拉西泮类似。达峰时间 0.5～1 小时，半衰期短（2～3 小时），剂量 7.5～15mg（0.5～1 片），睡前服。对老年人适用，不良反应少。

常见的不良反应为低血压、定向力障碍、幻觉、焦虑等，大剂量可致成瘾、抽搐、呼吸抑制等。

3）艾司唑仑：短效苯二氮䓬类药物，起效快，1～2 小时后在血浆中达峰值，缩短入睡时间，剂量为 1～2mg，睡前服。作用持续 6 小时，无明显后续不良效应。

常见口干、嗜睡、头晕、乏力等不良反应，大剂量有共济失调、震颤。个别患者发生兴奋、多语、睡眠障碍，甚至幻觉。停药后，上述症状很快消失。

超量或中毒宜及早对症处理，如有兴奋异常，不能用巴比妥类药。氟马西尼可用于该类药物过量中毒解救。

4）替马西泮：短中效苯二氮草类药物，吸收缓慢，达峰时间1～2小时，半衰期中等（8～15小时），口服7.5～30mg。一过性失眠，口服7.5mg即可缩短入睡潜伏期。老年体弱患者开始时用7.5mg，以后按需要调整剂量，适合治疗睡眠维持困难者。白天残留损害作用小，适合治疗老年人失眠。

不良反应包括精神错乱，情绪抑郁，头痛、恶心、呕吐、排尿障碍等。较少见或罕见的有腹部或胃痉挛、精神错乱、惊厥、肌肉痉挛、恶心或呕吐、颤抖、异常多汗等。突然停药，可能发生撤药反应，一般停药后2～3天出现。较多见睡眠困难、异常的激惹症状和神经质等。

5）劳拉西泮：短中效苯二氮草类药物，达峰时间2小时，半衰期中等（10～20小时），每日剂量为2～4mg，单次口服，通常在入睡前给药。

对于老年患者或体弱患者，推荐的初始剂量为1～2mg/d。治疗剂量时干扰记忆通路建立，影响近记忆。

最常见的不良反应是镇静（15.9%），其次是眩晕（6.9%）、乏力（4.2%）和步态不稳（3.4%）等。镇静和步态不稳发生率随着年龄增长而增加。

6）阿普唑仑：短中效苯二氮草类药物，达峰时间1～2小时，半衰期中等（11～15小时），剂量为0.4～0.8mg（1～2片），睡前服。

本药老年人慎用，不良反应较多。常见不良反应为嗜睡，头晕、乏力等，大剂量偶见共济失调、震颤、尿潴留、黄疸。

本药易出现戒断综合征，表现为严重焦虑、惊恐发作、睡眠障碍等，个别出现人格解体和知觉障碍，可诱发躁狂样发作、失控行为和敌对性增加、癫痫大发作、肝损害等。

7）硝西泮：中效苯二氮草类药物，作用较迅速，2小时后在血浆中达峰值，半衰期为24～30小时，剂量为5～10mg（1～2片），睡前服。引起近似生理性的睡眠，无明显后遗效应。

不良反应常见嗜睡，可见无力、头痛、晕眩、恶心、便秘等。偶见皮疹、肝损害、骨髓抑制。白细胞减少者、重症肌无力者，以及对本品过敏者禁用。

8）氟西泮：长效苯二氮草类药物，起效快（15～45分钟），作用时间长（半衰期为30～100小时），缩短入睡时间，延长总睡眠时间，减少觉醒次数。成人口服15～30mg，睡前服。老年或体弱者减量，口服15mg。

常见不良反应有醒后思睡症状，常见头晕、乏力等，大剂量可有共济失调、震颤。连续用药第2天或第3天效果累加，停药后第1～2天仍维持药效。

9）地西泮：长效苯二氮䓬类药物，0.5～2 小时血药浓度达峰值，可用于入睡困难，半衰期长（1～2 天），成人常用量 5～10mg， 6 月龄以下小儿不用，6 月龄以上一次口服 1～2.5mg，或按体重 40～200μg/kg，按体表面积 1.17～6mg/m^2，用量根据情况酌量增减，最大剂量不超过 10mg。

本药肌肉松弛作用明显，醒后有时感觉下肢无力，容易跌倒。不良反应同艾司唑仑。孕妇、妊娠期妇女、新生儿禁用。易醒多梦难入睡者，应选择作用时间中等的药物。

（2）非苯二氮䓬类药物（non-BZDs）

本类药物对于 GABA-Aα_1 亚基具有更高的受体选择性，催眠作用更好，包括酒石酸唑吡坦、佐匹克隆、右佐匹克隆和扎来普隆等。

本药催眠疗效与 BZDs 类似，由于半衰期短，次日残余效应低，一般不产生日间困倦，产生药物依赖的风险较传统苯二氮䓬类药物低，治疗失眠安全有效。长期使用无明显药物不良反应，停药后可能发生一过性失眠反弹。

1）佐匹克隆：催眠作用迅速，1 小时后在血浆中达峰值，半衰期短（5～6 小时），适用于不能耐受次日药物残留症状的患者。剂量为 7.5mg，睡前服。老年人临睡时口服 3.75mg，必要时增加至 7.5 mg。肝功能不全者，剂量为 3.75mg。

本病不良反应与剂量和患者敏感性有关，偶见嗜睡、口苦、口干、肌无力、遗忘、醉态。长期服药突然停药出现戒断症状。药物过敏、呼吸功能不全（失代偿）、重症肌无力、重症睡眠呼吸暂停综合征患者禁用。连续用药时间不宜过长。

2）酒石酸唑吡坦：咪唑吡啶类，缩短入睡时间，减少夜间觉醒次数，增加总睡眠时间，改善睡眠质量，血浆药物浓度达峰时间为 0.5～3 小时，维持 3～5 小时，妊娠分级 B（FDA）。成人常用剂量 10mg/d。老年患者或肝功能不全患者剂量应减半，即 5mg。每日剂量不得超过 10mg。

不良反应包括幻觉、兴奋、噩梦、嗜睡、头痛、头晕、失眠加剧、顺行性遗忘（遗忘反应可能引起不适当行为）、腹泻、恶心、呕吐、腹痛、疲劳等。

严重呼吸功能不全、重度睡眠呼吸暂停综合征、急性或慢性肝功能不全（肝性脑病风险）、肌无力、先天性半乳糖血症、葡萄糖或半乳糖吸收不良综合征或乳糖酶缺乏症患者禁用。

本品治疗时间应尽可能缩短，最短为数天，最长不超过 4 周，包括逐渐减量期。

可能引起顺行性遗忘，多发生在服药几小时之后，为了降低风险，应确保7～8小时睡眠。

早醒，难以入睡者，可选择其他起效快、作用时间长的药物。

（3）褪黑素和褪黑素受体激动药

褪黑素通过特异受体介导，通过脑内褪黑素MT1/MT2受体调节，促进睡眠，维持规律昼夜节律。包括雷美尔通、阿戈美拉汀等。褪黑素半衰期较短（0.5～2小时），适于睡眠觉醒时相延迟障碍患者，可有效缩短睡眠潜伏期。

1）阿戈美拉汀：既是强效MT1/MT2受体激动药，也是5-羟色胺2c（5-HT2c）受体拮抗药，同时具有抗抑郁和改善睡眠作用，可改善抑郁障碍相关失眠，缩短睡眠潜伏期，增加睡眠连续性。

2）雷美尔通：结合褪黑素MT1/MT2受体激动药作用强，延长睡眠总时间、增加睡眠效率、缩短睡眠潜伏期。

3）他司美琼：结合MT1受体作用相对较弱，而对MT2受体相对则较强，已被美国食品药品监督管理局（FDA）及欧洲药品管理局（EMA）批准使用，为治疗非24小时睡眠-觉醒障碍盲人专用药。

（4）抗抑郁药

抗抑郁药用于治疗以抑郁为突出症状的精神心理障碍疾病，如抑郁障碍、焦虑障碍、强迫等。通过减轻相关精神症状，间接改善失眠等睡眠障碍症状。

第一代抗抑郁药三环类、四环类及单胺氧化酶抑制药，代表药物如多塞平、丙米嗪、氯丙咪嗪等，无镇静功能，可引起日间嗜睡。

第二代抗抑郁药为选择性5-羟色胺（5-HT）再摄取抑制药SSRIs、5-HT2受体阻滞药及去甲肾上腺素再摄取抑制药NARI，代表药物如盐酸舍曲林、盐酸曲唑酮、瑞波西汀等。

第三代抗抑郁药为去甲肾上腺素和特异性5-HT能抗抑郁药（NaSSA）、选择性5-HT和去甲肾上腺素再摄取抑制药SNRIs，代表药物如文拉法辛、度洛西汀、米氮平等。

三环类药物：抑制去甲肾上腺素和血清5-HT再摄取，阻断组胺和乙酰胆碱，具有镇静、抗抑郁、抗焦虑等作用，代表药物如阿米替林、多塞平、丙米嗪、米安色林等。

本类药物增加睡眠总时间和N2期睡眠阶段，抑制梦境睡眠，可能影响认知及精神活动，曾用于治疗继发于抑郁的失眠，但此类药物安全性差，目前，已逐渐被 SSRIs 等药物所替代。

SSRIs 药物，如帕罗西汀、盐酸舍曲林等，无特异催眠作用，通过治疗抑郁和焦虑症状，改善失眠症状，少数患者可能因药物神经精神系统不良反应，加重失眠症状，建议白天服用。

选择性 5-HT 和去甲肾上腺素再摄取抑制药（SNRIs）文拉法辛、度洛西汀，作用机制与 SSRIs 相同，治疗抑郁焦虑伴躯体症状及失眠效果较好。

抑制 5-HT 再吸收类抗抑郁药盐酸曲唑酮，治疗抑郁及相关失眠，不良反应为日间嗜睡、心律失常、直立性低血压、阴茎异常勃起等，可能因体重增加、头晕或精神障碍等不良反应而停药。

全球首个对去甲肾上腺素和 5-HT 二次摄取具有双重抑制作用的抗抑郁药米氮平，对组胺 H_1 受体、外周 α_1 受体和胆碱能受体也有一定作用，镇静作用较强，延长睡眠总时间，消除半衰期长达 20～40 小时，高达 54%的患者伴嗜睡等不良反应，故治疗失眠效果较好，其他不良反应包括头晕、食欲及体重增加等。

21. “特殊失眠人群”的治疗

（1）妇女

妊娠期药物安全性国际分类包括 3 种，分别是美国食品药品监督管理局（FDA）、澳大利亚药品评估委员会（ADEC）和瑞典药品目录（FASS）的妊娠期药物安全性分级。分级标准为 A、B、C、D、X。

D 级：阿普唑仑、氯硝西泮、地西泮、劳拉西泮、硝西泮（苯二氮䓬类）。

C 级：扎来普隆、酒石酸唑吡坦、佐匹克隆、右佐匹克隆（非苯二氮䓬类）、阿米替林、盐酸曲唑酮、米氮平（抗抑郁药）。

B 级：苯海拉明。

A 级：多西拉敏。

妊娠期失眠药物治疗原则：缩短疗程，以控制症状为主。采用单药治疗，小剂量给药，避免联合用药。采用不良反应较小的药物。

原则上，non-BZDs 较 BZDs 安全，避免使用 SSRIs 和抗组胺药物，应结合非药物治疗。

绝经期妇女睡眠障碍较常见，应鉴别和处理影响其睡眠的常见疾病，依据症状和激素水平，给予必要的激素替代治疗，合并焦虑、抑郁者，应给予对症治疗。

（2）老年人

针对老年失眠患者，首选心理和行为干预治疗，其次考虑药物治疗。应减少用药种类，小剂量开始，充分了解药理作用及相互作用。

老年人治疗原则：首选非药物治疗，尤其强调接受 CBTI（Ⅰ级推荐）。推荐非 BZDs 或褪黑素受体激动药（Ⅱ级推荐）。必须使用 BZDs 时需谨慎，注意不良反应及意外伤害。治疗剂量应从最小有效剂量开始，短期、间歇应用。

推荐非苯二氮䓬类药物，如唑吡坦、佐匹克隆、扎来普隆等，不影响人体正常睡眠生理结构，在缩短入睡时间、减少夜醒次数、延长睡眠时间和改善醒后不适感等方面，均优于苯二氮䓬类药物。

抗组胺药物如苯海拉明，以及褪黑素、缬草提取物不宜作为老年失眠患者用药。老年人、肝肾功能不全及肌肉病变的失眠者不推荐使用地西泮治疗。

（3）儿童

首先治疗伴有的其他睡眠障碍，如阻塞性睡眠呼吸暂停、下肢不宁综合征和周期性肢体运动障碍等。

行为疗法对儿童失眠的干预效果显著，避免不良环境、精神心理、饮食作息等因素影响，应成为首选方案。

特殊情况时，权衡利弊用药，与儿童的年龄和神经发育水平相适应。可选用的治疗药物不多，一般选用孕妇谨慎使用的药物如部分 non-BZDs，减半或1/4，临时使用。

（4）精神障碍

控制原发精神疾病同时，治疗失眠症状。

1）焦虑抑郁：可服用具有镇静作用的抗抑郁药，如多塞平、盐酸曲唑酮、米氮平或帕罗西汀（Ⅱ级推荐）。

2）抑郁障碍：在认知行为治疗同时，应用具有催眠作用的抗抑郁药，抗抑郁药（单药或组合）+镇静催眠药物（Ⅲ级推荐）。

3）焦虑障碍：以抗焦虑药物为主，必要时睡前加用镇静催眠药物。

4）精神分裂症：应选择抗精神病药物治疗为主，必要情况下辅以镇静催眠药物治疗失眠症状。

5）精神障碍伴失眠药物治疗原则：联合使用药物，如镇静催眠药或褪黑素受体激动药，可与抗抑郁药联合应用（Ⅱ级推荐）。

精神障碍患者常存在失眠症状，应由精神科医师治疗和控制原发病，同时治疗失眠症状。

（5）呼吸系统疾病

由于本类药物存在呼吸抑制等不良反应，在慢性阻塞性肺疾病（COPD）、睡眠呼吸暂停低通气综合征患者中，应慎用 BZDs。COPD 急性加重期高碳酸血症、限制性通气功能障碍失代偿期禁用 BZDs。

轻中度 COPD 稳定期，可用非苯二氮䓬类药物唑吡坦和佐匹克隆，老年睡眠呼吸暂停患者，酒石酸唑吡坦等短效促眠药物可获益，还有褪黑素受体激动药雷美尔通等。

（6）出差倒时差

改变时区出差或旅游，容易引起人体生物钟紊乱，睡眠障碍、入睡困难，应尽快调整为当地作息节律，按自身原有习惯睡眠，服用短效催眠药如酒石酸唑吡坦、咪达唑仑、佐匹克隆、右佐匹克隆等，药物半衰期短，起效快、代谢快，残留效应小。

建议失眠患者改变以往服药习惯，勿温水吞服，改为舌下含服，药物减半吸收快、用量少，数分钟即可入睡。

服药患者应提前做好睡前各项准备工作，洗漱上床服药，否则药效发作较快，走动后可能出现跌倒等意外情况。

22. 失眠治疗指南解读

失眠的治疗包括非药物治疗和药物治疗两个方面，前者包括认知行为治疗（CBTI），如睡眠卫生教育、睡眠限制疗法、认知疗法、刺激控制、放松训练等；后者为应用各种药物进行治疗。

（1）非药物治疗

加强睡眠卫生宣教，纠正患者对于睡眠和失眠的错误认知。睡眠状态人人不同，时间或多或少，入睡或早或晚，不必刻意关注，注意放松心态。治疗原发或伴发疾病，建立健康的睡眠习惯，监测并评估治疗反应，长期、难治性失眠应在专科医师指导下用药。如具备条件，同时进行认知行为治疗（Ⅰ级推荐）。

1）教育患者切断旧反射，如避免在床上睡前读书、看手机、看电脑、看电视、谈话等，20 分钟左右不能入睡时，则离开卧室，有睡意时再上床。可重复。

2）建立有利于睡眠的新条件反射，床只用于睡眠及性活动。不管多晚睡，早晨定时起。建议午睡时间不超过 20 分钟。

3）放松训练包括瑜伽、冥想、正性思考、肌肉放松、呼吸疗法等，某些特殊诱导能起到出其不意效果，如模拟个人做梦睡眠后期感觉，反复美好情景再现等。

4）通过增减每日卧床时间调整睡眠效率，当睡眠效率增至 90%以上时，可每日增加 15 分钟卧床时间，如低于 80%时，每日减少 15 分钟卧床时间，不能少于 5 小时，效率为 80%～90%，可保持卧床时间不变。

（2）药物治疗

原发性失眠首选短效药物苯二氮䓬受体激动药（Ⅱ级推荐），首选药物无效或无法依从，更换为短中效药物镇静催眠药或褪黑素受体激动药（Ⅱ级推荐）。

1）具有镇静作用的抗抑郁药适用于伴随焦虑/抑郁症状者（Ⅱ级推荐）。

2）BZRAs/褪黑素受体激动药+抗抑郁药（Ⅱ级推荐）。

3）老年患者推荐应用 non-BZDs 药物或褪黑素受体激动药（Ⅱ级推荐）。

4）抗组胺、抗过敏药物及其他辅助睡眠的非处方药不宜用于治疗慢性失眠，不提倡药物连续治疗，建议采用间歇治疗或按需治疗的服药方式，每 4 周评估一次（Ⅲ级推荐）。

5）苯二氮䓬类药物口服吸收好，迅速降低觉醒、诱导入睡、延长睡眠时间，提高睡眠质量，常用的有超短效的咪达唑仑、三唑仑，短效的阿普唑仑等，中效的劳拉西泮、硝西泮等，长效的艾司唑仑、氟西泮、地西泮等。

6）非苯二氮䓬类包括唑吡坦、佐匹克隆和扎来普隆等。

7）根据中医辨证原则，可选择黄连温胆汤加减、天王补心丹加减、柏子养心丸及针灸等治疗方法。

治疗以 2 个月或 2 个疗程为界进行疗效评估。睡眠正常，伴随症状消失，随访 1 个月无复发为治愈。睡眠时间延长，伴随症状改善为好转。

第 4 章　梦的解读

1. 梦的理论形成与意义

（1）梦的理论形成

1）奥地利精神分析医师西格蒙德·弗洛伊德认为，人通过梦境与自己的潜意识对话，用幻觉的满足消除侵扰睡眠的心理刺激。在编写出版的《梦的解析》中，他系统阐述了梦的解析与分析方法，梦与各种心理症状的关系，梦既是愿望的满足，也是压抑的投射，从而奠定了精神分析心理学理论基础，成为梦境分析的重要手段。

2）瑞士心理学家卡尔·荣格认为，梦具有明确目的的结构，暗示一种潜在的观念或者意图，集体潜意识的“个体通用性”是人类心理活动的灵魂，可利用“主观联想”解梦。

3）美国心理学家卡尔文·霍尔认为，梦是睡眠时人们所经历的连续的以视觉形式为主的影像。

4）德国心理学家威廉·冯特则认为，梦境最常见的原因是消化不良、心脏悸动（心悸或心慌）、呼吸困难等，以及诸如此类的症状。

（2）梦的意义

1）梦境为一种主动的生理过程，既有表象成分又带有感性性质，具有快速散逸和逃避把握等特点，多数内容似乎不情愿被主人记住。与现实相似，梦境是经历、遗忘的过程，高兴、快乐内容较少，失去、错过是常态，遗憾、伤感成分更多。

2）梦境与记忆巩固、神经系统发育等重要生理功能有关，是情绪的“调节剂”，与较少的理性和较多感性相伴，用符合生理功能的方式，保护精神健康，排解现实困扰，稳定心境。

2. 梦的内容

（1）儿童梦境

大卫·福克斯研究了儿童与梦境相关的夜间行为，并对照比较白天的行为状态。无论是从模式还是频率来看，儿童的梦境内容与成年人截然相反，随着时间展开，梦境可能为一种连续的情景。

5 岁以前，儿童缺乏视觉空间识别能力。先天性失明儿童很少梦见景物，如 7 岁以后失明，梦境视觉影像与成年人类似。自 6 岁或 7 岁开始，儿童对梦产生心灵意义上的认识，逐渐理解梦是一种在个体内部发生的、非物质的、私有的心理现象。儿童的梦多为魔幻和类似神话的情节，由于无法完全理解接触到的人和物，儿童容易通过拟人化和妖魔化等方式处理，并反映到梦境，但并非一成不变。

（2）梦境内容

人们每夜经历 4～6 个梦境睡眠阶段，做大量的梦，体现着不同的感觉和情感。当清晨自然醒来时，人们往往只记得最近的很少的梦。

长期失眠者由于情绪不稳、性格内向敏感，自我感知觉偏差，于是感觉多梦甚至整夜做梦。实际上，其做梦时间与他人差异不大，多为自身主观感知觉。

梦中的人和事可能是熟悉的，也可能是与现实无关的荒诞景象或人物，出现的情景可以是完全不可能的，或异想天开的“大杂烩”。

梦境内容常常很生动，多与视觉有关。随着梦中情景的改变，出现丰富的感情变化，如紧张、恐惧、快乐和忧伤等，体现不同的心理感知觉和情感体验。梦境内容经常是荒诞的，当事人所关心的事情可能被编织到不同的情节结构中，内容可能不连续、不符合社会规范，甚至完全违背逻辑。梦境可能没有任何心理动机，结构混乱不堪，很难被理解。

重大事件通常在梦中凝合成一个模糊的整体，被同时发生的无足轻重、无关紧要的小事取代。压抑的欲望可能以其他形式的表象表现出来。

（3）梦境来源

梦境并非空穴来风，多与最近的经验或经历有关，与以往的感知觉或心灵刺激相关，但白天的情景一般不会直接表现于梦境。

梦境为一种主观心灵运作的产物，人与人之间主观感受差异较大。梦境经常改头换面，改变自身常见的表现形式，表现类似最近发生的其他事情。

各种随机信息与已储存的信息整合，得出综合感觉，产生梦境体验。大多数梦境与心理感知觉有关，有自身逻辑，反映了经过分析的某种信息，与过去的心理体验相关，是对大脑多种信息的综合整合结果。

在梦境状态，人的视觉皮质比清醒状态下更为活跃，对某些色彩更敏感，产生大量电生理信号，重现情感、争吵等场景。

随着梦中情景的改变，梦者可能出现丰富的感情变化，如忧虑、恐惧、快乐和忧伤等。

外界环境影响梦境内容。环境嘈杂时，可能梦到雷声；考试的梦多与焦虑紧张状态有关；晚上喝水过多导致膀胱充盈，形成尿急找厕所的梦境。

梦境可能因某种生理、心理甚至病理变化引起，如饥饿、口渴、憋尿、焦虑、惊恐等。

梦境内容可能以伪装的形式表现出来，当事人不解其意，甚至困惑不解，梦境结构可能混乱不堪、难以理解，可能因白天面对复杂、重大事件抉择，难以决断，以潜意识形式表现在梦中。

同理，梦境可能表现条理严谨、清晰明了，可能由于梦者最近工作感情进展顺利，结果令人满意愉悦。

3. 梦与潜意识

19 世纪，一批心理学家纷纷解析梦境，挖掘梦与潜意识等因素之关联，视梦境为创作灵感之源。

梦具有象征意义，多数梦境与性有关，性压抑引起梦境，潜在的欲望在梦中表现。做梦时，人的思维摇摆，似乎浮荡在意识和无意识之间。

梦境与所经历的事情有关，色彩之缤纷、情节之莫测、内容之诡异，令人既新奇又困惑。

有人认为，前 1/3 梦境为潜意识，反映的是睡前 24～48 小时的生活经历；中 1/3 梦境为无意识，反映的是上周和上个月的生活经历；后 1/3 梦境为无意识或潜意识，反映更久以前的经历。

在人的潜意识层面中，平时存在着一些被各种道德规范压抑的欲望或冲动，不为人们所接受，不会表露在外。睡眠时，人的主观意识休眠，监管放松，潜意识成为主角，压抑的欲望有机会外逸，并以伪装的方式，形成各种梦境。

因此，心理学家借助梦境分析，从潜意识内容入手，探讨患者心理症状成因，再通过某些手段，改变梦境内容，在潜意识层面，拟定可行的治疗建议。

4. 梦的功能

希波克拉底认为，梦中出现的内容提示身体健康状况及疾病信号，是大脑平衡调节的结果，是健康发育和保持正常思维的必要条件。

柏拉图认为，梦是猛士创造的源泉，有助于启迪创造性思维，梦是不竭的灵感来源。

（1）生理作用

入睡以后，血管扩张，大脑温度降低，消耗能量减少，储存能量。进入梦境睡眠，为大脑提供一种经常性的有益刺激，调整中枢功能状态，让人准备应对千变万化的外部世界。

睡眠时，人体产生有梦催眠肽和无梦催眠肽等介质，梦境较多的人有梦催眠肽含量较高，延缓衰老进程。

做梦是对输入大脑的多种信息的综合整合过程。借助梦境，人们处理情绪波动，缓解紧张焦虑，调整自身状态，保持身心健康。

从心理分析或治疗角度而言，做梦能缓解精神紧张，稳定情绪，是保证睡眠质量的重要条件。做梦对于神经系统的发育成熟具有重要意义，促进青少年的身体生长发育和人格形成。

（2）巩固记忆

做梦时，大脑内部产生复杂的神经生物化学反应，觉醒状态时的部分活动内容模拟再现，重新整合各种信息，细胞蛋白质合成加速，乙酰胆碱水平增加，清除代谢“废物”，形成新突触联系，完成记忆巩固、思维形成等过程。

（3）预警疾病

部分梦境传递某种疾病的早期信息，不同部位的不适，可能基于解剖定位，在组织细胞异常病理变化前，反映到梦境，预警身体健康状态，与人体生理心理健康有密切关系。

（4）激发灵感

由于梦境调节神经心理状态，在没有外界因素干扰的情况下，可以激发文学艺术工作者的创作灵感，启迪创造性思维。某些重大科学研究发现，可能来自偶然的梦境体验。

早在 1825 年，人们已经发现了苯，但不知道苯的结构。所有证据都表明，苯结构非常对称。几十年后的一个冬天，1864 年，德国化学家凯库勒坐在壁炉前打瞌睡，他梦见原子分子跳舞，一条碳原子链像蛇一样咬住尾巴，在梦中清晰呈现。借此灵感，他勾画完成了苯分子的结构式。

凯库勒曾说：我们应当会做梦，那么我们就可以发现真理，但是，不要在清醒的理智检验之前，就匆忙宣布我们的梦。

因此，平时专注、缜密、严谨、独立思考，若有所思，才能梦有所得。关键在于，借助梦境所得思路，分析扩展，才能梦想成真。

（5）潜意识

弗洛伊德认为，梦是探究潜意识的忠实的途径。当事人描述的梦，是在清醒状态下所做的回忆，真正的梦境往往在潜意识之中。当意识层面“监管”放松或解除之际，欲望或冲动则有机会外逸，形成梦境。

因此，重视梦境的“潜台词”含义，分析背后隐藏的精神心理意义，能帮助人们更清楚地认清自我，调整精神状态，缓解不良情绪。

5. 梦与情绪

（1）“生死本能”

梦的感情色彩比其产生的精神原材料贫乏得多，内容仅由本能感觉连接，逻辑性不强，以视觉图像为主。

感情压抑的原因错综复杂，可能转为潜意识，为破坏性“死本能”。缓解压抑负面潜意识，促成更多的积极情绪及心情，产生建设性“生本能”。可见，情绪调整与梦境相关，虽并非直接受益于梦境，但梦境睡眠提供了重要的不良情绪释放渠道。

（2）情绪调节

入睡后，外界视觉信息窗口被关闭。在梦境睡眠期，视觉皮质比清醒状态下更为活跃。

梦境是一个虚幻而又真实的世界，反映了特殊状态下的思维与情绪活动，释放潜意识内容，有效调节情绪。

做梦时，与人体感觉相关的脑部区域产生生物电活动，重复日间的经历或感情体验，产生飞行本能和性本能等原始冲动。很多梦境都有强烈的情绪色彩，虽然人们不明白其确切意义，但能够清楚地感受到愤怒、悲伤、喜悦等情绪。人们在现实中压抑的或没有充分表达的情绪，可通过梦境表达发泄，通过联想找到复杂疑难问题的答案。现实中，人们都经历过多次情感色彩强烈的梦境体验。有时，可能通过极端的、偏激的表达方式，或惊恐而醒，或悲伤至极，泪眼婆娑地哭醒。有时，梦中得到无价之宝，完成多年夙愿，异常高兴地醒来。

于是，通过丰富多彩的梦境过程，释放负面情绪，完成情绪的自我调节。

6. 梦游

梦游症又称“魔怔”，是睡眠和觉醒现象同时存在的一种异常状态，多见于儿童及青少年，通常出现在睡眠前期。

（1）表现

入睡后1～2小时，患者突然从床上坐起，目光呆滞，动作无目的，拿起毯子、移动身体，双目凝视、往返徘徊，或刻板地做日常习惯性动作，如大小便、穿衣、进食、打扫卫生、拉抽屉、开门等。

梦游持续数分钟至10分钟，有时口中发声，能与人答话，但口齿不清、答非所问，行走时能避开障碍，有时也会被绊倒。发作后，多随地而卧或又上床安静入睡，次晨醒来，不能回忆起梦游情况。梦游多不影响日常生活和社会功能。梦游症发作时，很难被唤醒，偶尔可按要求上床睡觉。如被强行唤醒，意识为模糊状态，可能对行为感到恐惧。

多导睡眠图检查显示，梦游发作多在非快速眼动睡眠第3、4期，常见于夜间睡眠前1/3阶段。

（2）发病率

青少年梦游发病率可高达29.2%，多发生于生长发育期的6～12岁男孩，到了成年后，少部分人仍然梦游。32%的人在梦游中有过“暴力事故”，19%的人在梦游中受到过伤害。

（3）预后

儿童时期偶然发作，其预后良好，随着身体的发育，大多自行停止，最终缓解。无须特殊治疗，应注意看护，防止意外。

（4）鉴别

应排除器质性疾病，如痴呆、癫痫等导致的继发性睡眠觉醒节律障碍。特别是成年人，如经常发生梦游，应排除精神运动性癫痫等疾病。

（5）治疗

梦游与心理因素有关，无特殊治疗方法，可给予心理干预等治疗，包括自我催眠疗法和松弛练习等。合理安排作息时间，培养良好的睡眠习惯，日常作息生活保持规律，避免过度疲劳和情绪紧张。睡前关好卧室门窗，藏好各种危险物品，以免梦游发作时引起自伤或发生伤及他人事件。

如发作频繁，可依据症状，服用地西泮、阿普唑仑等苯二氮䓬类镇静催眠药，或服用阿米替林、丙米嗪或氯丙咪嗪等三环类抗抑郁药，或盐酸曲唑酮等选择性 5-HT 再摄取抑制药治疗。

7. 梦魇

梦魇多发生在儿童时期，常见于 3～7 岁儿童，为一种以被噩梦惊醒为主要表现的睡眠障碍，惊醒患儿对梦境中的恐怖内容能清晰回忆、心有余悸。

在古英语中，称为“魇”（mare）或“梦魇”（nightmare），与之类似的是睡眠瘫痪（sleep paralysis）。

（1）表现

梦境使人感到十分惊恐，处于极度恐惧中，或为妖魔鬼怪玩弄、戏于股掌之上，或被穷凶极恶之人、饥肠辘辘之兽穷追不舍。喉咙仿佛被什么东西堵住，喊不出来，两腿仿佛被拴住，跑不动、逃不了。在将醒未醒之际，患儿处于几乎窒息透不过气的状态，伴压抑、胸闷，身躯和四肢难以动弹，几经周折，终于清醒过来。

（2）发病率

儿童发病率约 20%，成人不足 10%。据美国一项流行病学调查发现，40%～50%的人一生中有过类似睡眠瘫痪经历。

（3）诱因

1）通常在夜间睡眠后期，睡眠较浅时发作，发生于梦境睡眠阶段如儿童听恐怖故事或看恐怖电影，或成人经历突发应激事件，如遭遇抢劫、强暴等灾难性事件等。

2）口服某些药物如受体阻滞药、镇静催眠药等，突然停用镇静催眠药物等，可诱发梦魇。

3）不良睡眠姿势引起胸部受压，患某些慢性疾病，如慢性扁桃体炎、慢性鼻炎、慢性支气管炎等，睡眠呼吸不畅，缺氧信号传到大脑皮质，诱发梦魇。

4）心理创伤者如平时难以尽情“倾诉”，进入睡眠状态时，引起潜意识活动，心理创伤阴影可能“借助”噩梦等形式，尽情“表现”，加以释放。

5）由于不能承受的精神压力，导致焦虑、紧张，或倒时差等情况时，诱发梦魇。

（4）治疗

如果偶尔发作，依下述步骤进行放松动作，可解除症状。

1）转动眼球，上下左右做圆周运动，眨眼动作。

2）活动口周肌肉，左右挪动颈部。

3）挪动手指、足趾和上下肢，摆脱梦魇状态。

中医学认为，梦魇与体质虚弱、过度疲劳、贫血、血压偏低等有关，与抑郁、生气、发怒等情志因素有关，多伴气血两虚、气不周运、凝阻经脉等情况。加强营养、增强体质，医治有关疾病，避免不良情绪。低血压者可用中药黄芪、党参、当归、甘草各20g，水煎服。

入睡前，适当练习导引法。屈拇指，用其余四指向内握住拇指。如发作频繁，临睡前可口服少量镇静催眠药。

8. 病例

病例一

患者，戈某某，男性，44岁，河北籍。

自少年时开始，患者睡眠期间反复噩梦，大声喊叫，伴肢体踢打活动，有暴力梦境，无自伤或伤及睡伴行为，有时惊醒，有时能回忆起梦境内容，但对睡眠中出现的异常行为活动无记忆，无梦游等其他异常。

其父亲、姑姑患帕金森病多年，其舅舅、母亲、弟弟亦存在类似梦境。近4年来，患者症状加重，噩梦次数增加，伴持续耳鸣、偏头痛、头晕，烦躁不安、心情低落、强迫思维、记忆减退、日间大汗，贪食、肥胖、痛风发作，反复过敏、感冒发作，全身肌肉关节疼痛，腰背、膝关节和足跟痛，曾行腰椎、膝关节手术治疗，无效。

全位基因检测结果提示多系统萎缩Ⅰ型易感（COQ2杂合突变），患者因故未行睡眠监测检查。依据病史病情表现等初步诊断快速眼动睡眠行为障碍，伴自主神经紊乱、中重度焦虑障碍。

给予口服氯硝西泮控制夜间症状发作，盐酸度洛西汀等治疗伴随的自主神经及躯体症状。2 周后复查，精神稳定，躯体症状缓解，噩梦明显减少。已跟踪 1 年余，病情控制稳定。

病例二

患者，刘某某，男性，72 岁，山西籍。

患者以头晕、耳鸣 10 余年就诊，主诉睡眠期间反复噩梦，梦话喊叫，肢体动作，无自伤或伤及睡伴行为，伴高音调耳鸣、烦躁不安、强迫症状、心悸、记忆减退等症状。电测听检查示双耳高频神经性耳聋。初步诊断快速眼动睡眠行为障碍，伴焦虑障碍，给予氯硝西泮、盐酸舍曲林等对症治疗，症状缓解。

本病多与遗传因素有关，以快速眼动睡眠期间噩梦、生动梦境伴一系列肢体活动为特点，临床表现复杂，多因偏头痛、耳鸣、焦虑障碍等自主神经功能障碍症状到相关专科反复就诊，伴嗅觉减退、日间过度嗜睡、焦虑抑郁等。多导睡眠图（PSG）检查，在快速眼动睡眠期，出现肌肉失迟缓现象，为本病特征性表现，可确定诊断。

给予口服药对症治疗后，可缓解噩梦、夜间肢体异常活动等症状，以及伴随的躯体症状及焦虑抑郁等精神症状。对快速眼动睡眠行为障碍患者应加强宣教，做好睡眠环境安全防范，防止自伤或伤人。

病例三

患者，董某，女性，77 岁，山东籍。

患者反复多梦伴耳鸣惊醒，左耳隆隆巨响，不能忍受，发作持续数小时，伴大汗、心情烦躁、心情低落、头晕、耳胀，偶有日间发作。7 年前，因丈夫意外突然去世，患者出现寡言、情绪低落、失眠等症状，伴持续耳鸣，高频听力下降，佩戴助听器。由于创伤意外等精神打击，出现一系列精神障碍表现，诊断为创伤后应激障碍。

本次发作表现为多梦及耳鸣发作，为创伤后应激障碍后期症状反复，或单纯老年期抑郁障碍，亦可能是退行性神经系统疾病的早期异常表现。经过静脉输注银杏叶提取物及前列地尔等治疗，高压氧治疗 2 周无效。患者痛苦不堪，严重影响生活质量。

由于创伤后应激障碍病史明确，伴以夜间高调耳鸣、心悸、大汗等为主要表现形式的躯体症状，治疗方案与上述快速眼动睡眠行为障碍患者不同，给予选择性 5-羟色胺与去甲肾上腺素再摄取抑制药治疗，纠正自主神经紊乱及相关躯体症状。

服药 3 天后，情绪改善，体力有所恢复，出现嗜睡、打哈欠等药物不良反应。

服药 7 天后，隆隆样耳鸣明显减轻，出汗、情绪低落等症状减轻。

服药 2 周后，偶有短暂耳鸣，睡眠改善，仍有多梦。

治疗 20 天后，症状明显好转。

治疗 5 个月后，症状完全消失，停药。

9. 可控性梦境

“清醒梦”亦称可控性梦境，是指梦者可以随心所欲地控制梦中发生的一切，体验愉快的感觉，甚至解决某些难题。通过控制或影响梦境，有计划地梦见特定对象，在梦中解决问题，或结束一个重复发生的噩梦。

（1）噩梦

巴利·克拉科夫认为，反复噩梦对患者构成再次精神创伤打击。可控性梦境帮助患者摆脱噩梦困扰，改善情绪，获得更多的安全感。对于那些试图改变噩梦困扰的人来说，不得不面对更多的困难，付出更多的努力。在清晰梦境中思考问题，成功机会不会明显提高。

通过可控性梦境调节，完成了在清醒中做不到的事情，摆脱了噩梦对自身的干扰，减轻了焦虑障碍等症状。

（2）视觉

无论在梦中，还是在清醒状态，大脑对自我请求的反应都是相似的。白天经历过的事件在梦中重现，大脑产生生动、直觉和感性的视觉化体验。

在梦境睡眠阶段，脑干活动处于活跃状态，生物电活动规律性呈现，“吵醒了”大脑皮质，皮质神经元被激活，产生有组织、有意义的思维活动，构成了梦境内容。部分脑区神经元非常活跃，甚至超过清醒时的状态，比如，负责视觉图像的大脑枕叶皮质、部分运动皮质，以及脑干某些动作感应区域。

梦境视觉体验比其他感知体验丰富许多，出现很多和清醒相关的行为，激发活性暴发的脑干区域功能。这是一种与清醒不同的状态，得到的回复可能是含糊不清和毫无意义的，也可能是有突破性的思维，特别是存在错误偏见时。

在梦里，人们无法阅读文字，看到的文字常是笔迹不清或是不认识的象形文字，乱七八糟且毫无意义。即使能够阅读文字，也很不稳定，移开视线后，文字的内容已经改变，或者没有文字。由于视觉空间感知相当活跃，可利用梦境视觉体验，解决某些复杂疑难问题，特别是当传统智慧和惯性思维无能为力时。

研究发现，当人们有强烈愿望选择尽力解决某些问题时，在 1 周内，50%的人梦到了该问题，25%的人找到了答案。比如，德国化学家凯库勒利用梦境灵感体验，发现了苯环结构式。

（3）思维

与此同时，其他一些区域，如前额叶皮质等，梦境状态比平时某些活性降低，比如逻辑思维、归纳推理等内容。

清醒时，审查并抑制不符合社会准则的行为，如“性和侵略性冲动”等内容，为审查逻辑皮质，对人类自省至关重要，但同时也可能限制了人类思维空间。

梦境睡眠解除了抑制，造成“这么干不需要按照逻辑来”等结局，导致潜意识活跃，在梦中思考各种问题，常出现非常有创新、有趣的方式方法，由于其内在逻辑不如清醒时那么规范，反而可能导致不少复杂问题的解决，可能在梦中寻找到突破口。如重复出现心理创伤后遗症的噩梦，被有选择性地终止，或转换成某种可控的梦境。

（4）方法

如果希望在梦中寻找解决问题的方法，在睡觉之前最好思考这个问题，形成一个视觉形象，有意识地记住某些内容，并让其成为入睡之前脑海里最后的印象。脑子里想着和你冲突的那个人，或一块未完成的空白画布，或完成了一半的设备，或正在写的数学公式等。

如果希望梦到一个特定的议题，梦到一个已经去世或很久不见的人，可以写一段简短的文字，描述希望梦到的内容，睡前看有关的画面。比如，将某个图像放在床头柜上，入睡前反复注视。如果梦中见到特定的人，一张照片就是一个理想的触发物。同理，若想重温飞翔的梦，睡前可以多看飞翔的图片等。

早晨睡醒前大多处于梦境状态，醒后最好不要马上起床，集中精神及注意力，回想再现梦境内容。如果无法马上回忆梦境内容，尝试是否能感受某些情感体验，部分梦境内容可能会重现。比较梦境内容和前一天所作所为，分析其中的联系，可能会得到一些让人吃惊的结果，以达到利用梦境解决问题的目的。

10. 早期预警

某些疾病早期可能没有症状，或表现隐匿，伴身体生理功能轻微变化，或仅感觉轻微不适，可能不为个人所注意。如果症状转化为某种潜意识状态，反映到梦境，则成为疾病早期预警信号。

1）患脑部肿瘤或神经系统疾病，可能梦到头被敲打，或向五官灌水或某种流质。

2）如果听觉中枢出现病变，或附近血管硬化，可能在梦里听到怪响，或其他奇怪的声音。

3）呼吸系统疾病患者可能梦到咽喉被扼住，或气管被卡，呼吸不畅甚至憋气窒息而醒。

4）冠状动脉粥样硬化症患者，平时有心绞痛发作，梦境可能是被歹徒或猛兽追逐，跑不动也叫不出声音，或者梦见自己走路不稳，身体歪斜，胸痛、窒息，惊醒后心有余悸，伴大汗、心悸。

5）患期前收缩等心律失常疾病，常梦见自高处坠落，惊醒后伴全身大汗。

6）某些器官存在潜在性疾病，可能梦到该处被撞击或殴打，或被利器刺中，醒后隐隐作痛。

7）肝脏、肾脏疾病患者，梦境可能是洪水泛滥，自己在水里无助挣扎。

11. 动物的梦

动物同样有梦境，内容多与白天活动有关。

神经学家乔纳森·温斯顿观察发现，动物在日间清醒时，如果被卷入任何危及生命的活动，在快速眼动睡眠期，海马体凸起处细胞可出现每秒 6 次的脉冲性激活。与一些远古的动物不同，这种脉冲性激活发生在快速眼动和非快速眼动之间。

芝加哥大学生物学教授丹·马戈里阿奇发现，在梦中，小鼠可能重游迷宫，鸟类重复哼唱求偶时的美妙曲调。

马休·威尔逊白天训练小鼠，在迷宫中寻找喜欢的巧克力食品，并记录进入睡眠状态后脑细胞的活动情况。在睡眠中，小鼠重现迷宫经历，持续时间基本相等，梦境强化记忆了日间活动内容。

哺乳动物如猫、犬、猴、马等家畜，以及大象、老鼠、刺猬、松鼠、犰狳、蝙蝠等均做梦，但时间长短不等，其中，猴子最长，犬次之，猫最短。

乌龟睡觉时有“快速眼动”和“脑电图快波”，时间很短，只占睡眠的 2%，做梦时间极少。

大部分爬行动物、鱼类、两栖动物和无脊椎动物不会做梦，大多数鸟类做极短暂的梦。

12. 弗洛伊德

西格蒙德·弗洛伊德（Sigmund Freud，1856—1939 年），奥地利精神病医师，心理学家，精神分析心理学派创始人。

1873 年，进入维也纳大学医学院学习。1881 年，获医学博士学位。

1882—1885 年，在维也纳综合医院担任医师。1895 年，正式提出精神分析概念。1896 年，出版《癔病病因学》，提出诱引说（the seduction theory）。1899 年，出版《梦的解析》。

1919 年，成立国际精神分析学会，形成精神分析学派。1930 年，被授予歌德奖。1936 年，成为英国皇家学会会员。1939 年，因病在伦敦逝世。

弗洛伊德致力于潜意识研究，促进动力心理学、人格心理学和变态心理学发展，奠定了现代精神心理医学模式，为 20 世纪人文学科提供了重要理论基础。任何联想并非无因而至，都有一定的实际意义，可利用心理动力假说解梦，梦的形成并非简单的生理病因，神经精神疾病多起源于内心动机、矛盾等冲突，引导患者进行自由联想，可挖掘出深埋在心里底层的动机或欲望，找到潜意识，并进行相应治疗。

弗洛伊德认为，梦是一种持续到睡眠状态的思想，是愿望的达成，具有象征意义。某些强迫重复冲动，引起神经症发病，产生病态心理。

人的本能分为“生本能”与“死本能”。

“生本能”为自我本能及性本能的结合，表现为生存、发展及爱欲，代表进取、建设及创造性动机。性本能将生命物质合成为较大统一体，称之为“食色本能”。

“死本能”从出生即存在，以破坏为目的，称之为攻击本能，为趋向毁灭和侵略的冲动，消灭生命的势力，将生命物质重返于无机状态，所有的生命目标均归于死亡。

儿童幼时天真，并无性的冲动，由于受到成人的引诱，产生冲动。儿童时期普遍存在性生活，“性”并非专指生殖的或生殖器官的快感，而是指一切敏感区的快感。

1897 年，弗洛伊德分析年幼时对母亲的“里比多（libido）”欲望和对父亲的敌视，提出“俄狄浦斯”情结，即儿童爱恋与自己不同性别的父母，仇视与自己同性别的父母。

1920 年，弗洛伊德出版《超越唯乐原则》（*Beyond the Pleasure Principle*）。他认为，人的心理事件多由于不愉快的精神紧张状态而诱发。在“唯乐”原则下，加以自我调节，消除精神紧张状态，避免多数心理事件。

13. “智人”崛起与梦境睡眠

睡眠对于人类进化意义重大。1972 年，法国考古学家在埃塞俄比亚阿尔法三角洲地区发现了哈达尔地层，其中，“Lucy”古人类化石被认为是人类之母，被命名为“阿法南方古猿”。由于恶劣的生态环境，古猿只能睡在树上，睡眠质量不高，直到大约 10 万年前，古猿睡眠模式从“树栖”转换到“陆栖”。因为不再有跌落风险，所以大大增加了“快速眼动睡眠”即梦境睡眠时间，进化到“智人”，其脑功能快速进化发展，智能全面提高，很快超越了其他所有物种，逐渐主宰食物链顶端，从东非扩张到阿拉伯半岛，席卷亚欧大陆。人类祖先“智人”崛起，成为地球的主宰者，这一切取决于这场从树梢到地面的睡眠革命。

由于睡眠逐渐自树上进化到地面，“智人”睡眠总时间缩短，睡眠效率提高，特别是快速眼动睡眠比例明显增加，得以不断校准调整完善情绪思维等大脑回路，完成大脑功能革命性进化，提高了记忆、定位、操作等认知能力，完善了语言、逻辑分析、判断推理等高级功能，社会化属性增强，更善于应对外界复杂恶劣环境。

14. 愿望的达成

弗洛伊德认为，焦虑的梦境是现实生活“心理症焦虑”，由于“里比多”无所发泄所致，梦境内容与性的不满足有关。人们试图摆脱上述困境，借焦虑梦境表达了潜意识愿望，其动机在于达成性有关的愿望。

白天，人们进行了大量精神层面活动，诸如判断、推论、否定、期待、倾慕等，受到社会规范、道德伦理等限制。睡眠中，上述限制大多被解除，产生了大量解除抑制，表达潜意识活动的梦境，并借此达成某种愿望。

梦境分为两类。第一类，内容明显表露出愿望的达成，一般发生在孩童身上；第二类，来源于白天受到的刺激，但受到自身审查机制影响，产生大量伪装、掩饰内容的梦境，为愿望达成的隐晦表达方式，由于精神心理需求无法得到满足，出现焦虑不堪的梦境。

愿望只有在得到潜意识中相似意愿的强化后，才能得到满足。比如，被噩梦惊醒，让人不舒服，身体疲劳乏力，精神不振。而伴随着梦境，男女出现晨勃现象，脸上洋溢着笑意，身心轻松自然，愉悦快乐，潜意识强化快乐感觉，不愿醒来，愿望达成。梦境内容或是清醒时的普通遗留物，没有失去其所包含的能量，或是清醒时的精神刺激，以某种潜意识表达压抑，通过梦转移化解。

在睡眠状态，人们知道自己在做梦，如同知道自己在睡觉一样确定。某些人似乎具备用意志指导梦的能力。当梦者对梦的内容不满意时，他不断调整改变梦的内容，然后，以一个新的方向开始另一个梦境，直到满意为止。

梦源于过去的经历，过去的经验体会或压抑刺激，屡屡以潜意识的形式展现在梦中。通过这一独特方式，达成愿望，预示未来。

15. 梦里的原始人

瑞士心理学家荣格与弗洛伊德生于同一时代，两人开始时志同道合，后来分道扬镳。荣格主张把人格分为内倾和外倾两种，分为意识、个人无意识和集体无意识三个层面。荣格生前解析过数以万计的梦境，对梦境有着极为深刻的理解。

荣格认为，梦无意识，为灵魂自发，没有扭曲，梦展现的是未加修饰的自然真理，帮助人们恢复心理平衡。人类历经世世代代，某些痕迹不断遗传，前人成为后代“梦里的原始人”。

梦里有些稀奇古怪的情节或形象，不能用自身的生活经历解释，为不知多少前辈祖先遗传的“原型”，并非以固定形式呈现在梦里，梦境内容为原始人的灵魂再现。困难时，原始人通过梦境，给出主意。遇险前，提前给后人以警示。

“梦里的原始人”有成百上千年的生活经历，智慧和直觉远远超过个体意识与思想。理解上述原理，就如同认识了许多“原始人”朋友。通过梦境，他们表达自己的存在，为后人提供特殊的智慧与灵感，帮助后人解决问题。

因此，梦境不一定是愿望的满足，而是某种神圣的启示，是预测、告诫或智慧提示，应重视梦境的时空对话。

16.《红楼梦》的梦境

在《红楼梦》一书中，曹雪芹共有几十处梦境描写，比如，宝玉顿改前非、黛玉情痴意切等。写梦之多、之妙，借梦寓意之奇，堪称前无古人后无来者。

（1）“宝玉梦游太虚幻境”

宝玉梦中来到太虚幻境，路遇警幻仙姑，看到金陵十二钗正册、副册、又副册之判词，均预示书中女子命运归宿。

“一个阆苑仙葩，一个美玉无瑕，终归水中月、镜中花，一个枉自嗟呀，一个空劳牵挂。”“水中月、镜中花”，终归南柯一梦。

梦里有梦，恍惚间，宝玉又进入梦境，一个恐怖之梦。只见迷津之地，荆棘满地，虎狼成群，夜叉、海鬼将宝玉拖入万丈深渊。吓得宝玉汗如雨下，失声叫道：“可卿救我！”

宝玉的“梦魇”，来自更深的潜意识层面，警示可能来自“原始人”，跟随皇太极打江山的列祖列宗，提示人物及家族盛极而衰的命运结局。

（2）“王熙凤梦见秦可卿”

作为宁国府的长孙媳妇，秦可卿与荣国府女强人王熙凤知心投情，秦亦是宝玉的性启蒙老师与暗恋对象。秦可卿死后，托梦给王熙凤。

第一句话：月满则亏，水满则溢。

第二句话：登高必跌重。

第三句话：乐极生悲。

第四句话：树倒猢狲散。

第五句话：盛筵必散。

上述梦境中的预测，都是直白的表述，符合弗洛伊德所言，梦是愿望的达成。而一般的梦境预测，大多非如此直白表述，此处为文学表现手法。与本书开始相呼应，借冷子兴之口已交代，荣华富贵已极，必然开始走下坡。“三春去后诸芳尽，各自须寻各自门”。大到国家，小至家族、个人，“身后有余忘缩手，眼前无路想回头”，盛极必衰，居安思危，永保无虞。

17. 梦境解析

（1）建筑

场景：在荒芜的地方挖地基，过后，梦见工地继续施工，接着，楼房主体即将完工。

解析：代表心理情结的发展变化或心理成长的历程，正在构建自我主体。

（2）被追赶

场景：漆黑的夜，一个人下班往家里走，突然看到有两个黑影在打架，打架的人好像看到了我，突然停止了争吵，开始向我走来。感觉他们要杀我，于是开始跑，但是怎么也跑不动，然后就吓醒了。

解析：被追赶的梦大多表现某种恐怖、紧张的情绪，象征着自我控制与本能的冲突。

（3）如厕

场景：梦到自己在很脏的公共厕所，双腿无力，十分困难地蹲在腻滑的、布满粪便的地上，总有马上坐在粪坑上的危险。

解析：总体来说，梦中的“厕所”场景大多与性有关，往往代表一种消极的情绪、情结和性心态，潜意识认为，性见不得人、肮脏不堪。

（4）坠落

场景：在一片空旷的田地里，中学时候的女友一句话不说拼命地奔跑。我一边喊着她的名字，一边追。不知道什么时候，跑到了一个悬崖边，她却不见了。我正急着四处寻找她，突然她从我身后出现，把我推到了悬崖下面。接着就被吓醒了。

解析：这类梦多与焦虑、无助、不安、惊恐等情绪有关。

（5）预测

场景：在第二次世界大战前夕，心理学大师荣格曾梦到第二次世界大战爆发。

解析：梦境中的预测，不是直白的表述，大多是通过象征性的画面来表达的，是一个近似神话的场景。

（6）色彩

场景：人们一般不关注梦境颜色，除非梦境色彩引起特别注意的情况。

解析：如果是“黑白色调”引起注意，有两种可能，一是心灵生活缺乏色彩，二是具有强迫性的心理倾向。

（7）梦里有梦

场景：梦里的梦境既可以看作是第二个梦的开始，又可以看作是进入了更深层的潜意识。

解析：前者是引子，后者就是正文了。

（8）溺水

场景：在梦里，水通常代表情绪。如果梦中的水给你带来危险，表示内心受到不良情绪的影响。

解析：梦到溺水，意味着你背负的责任太重、感到窒息。

（9）伤心

场景：在睡眠过程中，局部大脑皮质没有完全停止活动，但与醒来实际想法不同。有人说梦话，且梦话内容和梦境内容有联系，有人会因梦境的惊恐而大喊，也有人会在梦中伤心哭泣。

解析：偶尔发生，不被惊醒，不干扰别人，属于正常状态。如经常出现，喊叫甚至动作伤人，可能预示某种神经系统退行性疾病。

（10）春梦了无痕，香尘暗瑶瑟

场景：没有性经验的春梦对象模糊多变，有性经验的则相对清晰，性压抑者可能赤裸裸，春梦伴遗精见于无规律性活动的年轻男子。

解析：弗洛伊德认为，大多数梦境与性有关。春梦伴性器官充血勃起，为性生理、性心理发育成熟的标志，是性态度的心理反应，反映对性的某种潜意识状态。健康男性早晨醒来多有晨勃现象，一方面说明性功能正常，另一方面说明睡眠状态完好，在梦境阶段自然醒来。女性也有类似反应。器质性阳痿患者即使有春梦，但往往没有梦境阶段的性器官充血勃起，没有晨勃现象。

18. 中医解梦

中医学理论认为，由于人体五脏六腑的气血运行不平衡，可产生相应的梦境。日有所思，夜有所梦。白天，人们工作、学习，难以觉察身体内部的轻微变化。进入梦境睡眠，敏感的潜意识可能注意到种种不适，并转化为梦境，给人们提示相关信息。

（1）白天琐事之梦

“脾藏意”“肺藏魄”“肝藏魂”，魂与魄互为阴阳，魄安则寐，否则，琐事之梦增多。

（2）想跑跑不动

梦见手脚不听使唤，跑不动或跑得很慢。

脾主四肢、主肌肉，紧急场景，想跑掉逃避，却没有力气，跑不动，与脾功能不足有关。

（3）莫名其妙的梦

离奇、与自己生活无关的梦，梦中的事情莫名其妙。

“肝藏血，血摄魂”，这种梦即“神游物外，魂不附体”，肝收不住血、血不能摄魂。“滋补肝血”，可用酸枣仁炒熟后煎汤煮水，加一些植物如茯苓等。

（4）噩梦

梦见从高楼上摔下来，或被人追杀，或看到血淋淋的场面，或是被犬咬、被蛇咬，梦见失去亲人，掉到肮脏的地方等。伴尿频、遗精等。

肾主惊恐，肾气或肾精不足，会做惊恐的梦。多有受惊吓经历，或家庭、亲人发生重大变故等。可用热性药物，去除寒痰和瘀血；用矿物药去怯，如龙骨、牡蛎、贝壳、磁石等。如梦境特别惊恐，可用少量朱砂。

（5）恐惧的梦

如某人性情急躁，高血压未控制，易梦见惊心动魄、毛骨悚然的场面，或梦到登上高处又下不来的情形，梦醒之后心有余悸。再如“鬼压床”，恐怖场景，不能喊叫，不能动作，类似瘫痪，心脑血管血液淤滞。

中医认为，心阴不足、心阳亢进，导致恐惧的梦境，伴心律失常，出现心悸、胸闷不适等症状。

（6）愤怒的梦

长期生病、体质虚弱的人经常会做一些愤怒的梦，如经常梦见冲突、争吵，或是遭到凌辱等，为此愤愤不平、怒火中烧、怒发冲冠。

梦中发火生气，不管对象是谁，慷慨陈词，乃至大吵大闹，痛快淋漓。现实中，长期精神压抑，两胁胀痛。中医认为，肝硬化、胆结石等患者肝阳上亢，可能产生上述梦境，经常梦见打架等血腥场面，被别人追杀，或追杀别人。

（7）悲伤的梦

经常梦见自己与亲人、爱人生死离别、潸然泪下的场景。

中医认为，肺主“悲”，脾主“忧”，经常做悲伤的梦，尤其是梦见亲朋好友突然间溘然长逝，多半是由于心肺气虚或者是肝阴不足引起，肺结核、慢性肝损伤、老年抑郁症、癔症等患者常见。此外，在梦中追赶别人，预示肺气过旺。

（8）考试的梦

由于思虑过多引起的梦境，遇到某件事，百思不得其解。如，经常梦见考试马上结束了，大量考题还不会做；研究的设计方案被否决等。中医认为，患者多脾胃不和，如患消化不良、胃溃疡、胃下垂等。

（9）饥饿的梦

梦见自己饥肠辘辘，想找点吃的找不着，看着别人吃东西垂涎欲滴。中医认为，此类人“脾弱胃强”，虽然能吃但不容易消化，可能患胃溃疡、胃炎、寄生虫病等。平时与上司关系紧张、矛盾冲突，梦境也有类似的内容，易梦见争斗和觅食。

（10）如厕的梦

经常梦到内急，去找厕所，可怎么也找不着。这种情况在一些消化不良、腹泻或结肠炎患者容易出现。遗尿常见于年龄较小的孩子，大脑皮质神经支配及膀胱排尿反射发育不全，是一种正常情况。

（11）欢喜的梦

梦见欢喜的人或事，比如，环境非常优美，或者亲人团聚、取得功名等。再如飞翔之梦等，说明自由、自在、自信。这种情况，通常预示身体状态不错，气血相对平衡和缓。

19.《黄帝内经》解梦

《黄帝内经·灵枢·淫邪发梦》认为，梦境并非平白无故产生，与阴阳二气有关，邪气入侵五脏六腑产生梦境。

阴气盛，梦境为涉水过大河等，人感到恐惧。

阳气盛，多梦见身处大火之中，人感到灼热。

阴阳二气俱盛，梦境多为挥刀格斗等场面。

身体上部气盛，梦境为向上飞翔；身体下部气盛，梦境为向下坠落。

过于饥饿，梦到索取东西；过饱入睡，梦到给予别人东西。

肝气盛，梦境为发怒争吵。

心气盛，梦境为令人发笑的事情。

脾气盛，梦境为唱歌奏乐，或身体沉重，手足无力。

肺气盛，梦境内容多为恐惧的事情，可能哭泣。

肾气盛，梦到腰脊分离，不相连属。

邪气引起五脏不同梦境。

邪气侵入肝，梦境为山林树木。

邪气侵入心，梦境为山林烟火。

邪气侵入脾，梦境为丘陵及巨大的湖泊，或风雨摧毁房屋。

邪气侵入肺，梦境为飞扬升腾，可见奇怪的金属物体。

邪气侵入肾，梦境为坠入深渊，被水淹没。

邪气引起六腑不同梦境。

邪气侵入膀胱，梦境游荡不定。

邪气侵入胃，梦境为吃喝场景。

邪气侵入大肠，梦境为田野。

邪气侵入小肠，梦境为居住地或交通要冲。

邪气侵入胆，梦境为打官司、争斗。

邪气侵入上、中、下三焦，分别引起相关梦境。

邪气侵入生殖器，梦境为性交。

邪气侵入脖颈，梦见砍头。

邪气侵入小腿，梦境为裹足不前，或居住在地下。

邪气侵入大腿，梦境为跪拜。

邪气侵入尿道肠道，梦境为大、小便。

第 5 章　阻塞型睡眠呼吸暂停低通气综合征

在睡眠状态下，患者反复出现呼吸暂停和（或）低通气，伴夜间血氧下降、二氧化碳升高，机体发生一系列病理生理改变，引起多种并发症，与多种慢病相关，即阻塞型睡眠呼吸暂停低通气综合征（OSAHS）。

本病是一种病因尚未完全阐明的综合征，由于上气道狭窄等病理状态，引起睡眠打鼾、低通气及呼吸暂停、反复夜间缺氧及高碳酸血症、日间嗜睡、操作及交通事故增加，导致心肺等重要器官并发症，甚至猝死。

1. 病理生理

由于患者上气道解剖结构发生变化，睡眠时上气道管腔狭窄，引起阻塞型睡眠呼吸暂停低通气综合征（OSAHS）相关症状。在觉醒状态下，高活性上气道肌肉扩张，气道保持开放。睡眠时，上气道肌肉活性降低，气道塌陷。

在睡眠呼吸暂停事件中，交感神经兴奋、胸腔内压力波动导致血压升高、肺动脉压升高，快速眼动睡眠时相及慢波睡眠时间减少。

（1）肥胖

肥胖是 OSAHS 的主要危险因素，直接影响上呼吸道解剖结构，出现脂肪沉积，引起上气道管腔狭窄。磁共振检查发现，肥胖患者大量脂肪沉积于舌及软腭，削弱颏舌肌功能，增加气道塌陷的可能性。肥胖影响肺容量及呼吸调节稳定性，OSAHS 患病风险增加。

（2）年龄

随着年龄的增长，上气道扩张功能下降，肺部弹性下降，肺容量减少，上呼吸道容量减少，胶原蛋白缺失或兴奋阈值降低，气道形成折叠样变化，阻塞性睡眠呼吸暂停事件增多。

（3）性别

男性易患 OSAHS，原因尚不清楚。解剖学研究表明，男性向心性肥胖可能性更大，上气道结构存在较多脂肪。由于气道较长，在体重指数相同情况下，男性被动咽部气道塌陷压力较高，或可解释为何男性更易出现气道塌陷。男性呼吸负荷反应差，吸气时每分通气量较低，在体重指数相同时，向心性脂肪分布导致肺容量减少。

女性更年期后，体内脂肪重新分布，由于肌肉功能下降，脂肪比例增多，本病患病率增加。

（4）吸烟

吸烟与阻塞性睡眠呼吸暂停有关，确切机制尚不清楚，与鼻塞、呼吸道感染及敏感性下降、兴奋阈值降低，或入睡困难、频繁觉醒等有关。

（5）呼吸中枢

呼吸中枢信号稳定传导，是保证夜间呼吸稳定的重要因素。中枢信号输出异常时，上气道扩张肌活性降低，呼吸控制系统驱动力减弱，气道阻力升高，引起呼吸道塌陷，发生阻塞性睡眠呼吸暂停。

睡眠时，患者呼吸肌驱动性降低，咽部、气管扩张肌肉张力下降，难以克服吸气时出现的咽腔负压状态，口咽气道软组织被动塌陷。

随着阻塞逐渐加重，负压继续增加，血氧下降、二氧化碳分压增高，刺激化学及压力感受器，兴奋脑干网状结构，引起短暂觉醒，阻塞症状改善。

（6）觉醒倾向

觉醒后，大多数人出现短暂的过度呼吸，血液二氧化碳浓度低于呼吸暂停化学阈值，导致中枢性呼吸暂停。

轻度低碳酸血症时，呼吸驱动力略低于睡眠正常水平，降低了上气道扩张肌肉活性，气道塌陷，出现呼吸暂停和觉醒事件，引起呼吸驱动力上升，改善低碳酸血症。

觉醒阈值较低的个体，在扩张肌肉重新打开气道，再次觉醒前，呼吸驱动力升高，上气道肌肉响应呼吸道刺激，稳定气道气流。

口服肌肉松弛型镇静药，人为延迟觉醒时间，可增加睡眠呼吸阻塞事件。

（7）上呼吸道解剖

任何影响上呼吸道解剖或肌肉功能的因素，如上呼吸道扩张功能失调等，均可能引发阻塞性睡眠呼吸暂停。

影响颅面解剖结构的因素，包括遗传和种族因素等，如鼻中隔偏曲、鼻甲肥大、扁桃体增生肥大、软腭过长、颚弓低平、下颌解剖变异、舌体肥大、颏舌肌功能异常、肺容量异常、咽部感觉障碍等，均导致上呼吸道塌陷。

舌肌保持正常收缩功能，睡眠时保持上气道开放，当疲劳、神经损伤或肌病导致舌肌功能失调时，引发阻塞型睡眠呼吸暂停。

（8）肺容量

肺容量可能是致病因素之一。肺容量增大时，上气道横截面积增加，自然或被动增加功能残气量。肺容量减小时，引起气道狭窄和塌陷。

肺容量增加或纵隔牵拉，导致咽部气道扩张，提高供氧和二氧化碳水平，稳定呼吸控制系统，改变通气频率，增加肺容量，维持血气平衡。

在睡眠和觉醒之间，功能残气量下降，塌陷可能与之相关。即使在清醒时，肥胖者功能残气量降到肺残气量水平，引起上呼吸道阻塞。

（9）体液潴留

睡眠时，患者体液自下肢向颈部移动，气道力学发生变化，细胞外液过量产生水肿，引起心力衰竭、终末期肾病和高血压等。

体液潴留导致咽部气道管腔缩小，成为部分患者的治疗靶点。使用利尿药或某些机械方法对症治疗，改善体液潴留，可改善阻塞性睡眠呼吸暂停症状。

（10）胰岛素抵抗

阻塞性睡眠呼吸暂停合并 2 型糖尿病的比例约为 20%，由于夜间缺氧和氧化应激等因素，诱发胰岛素抵抗，导致血糖增高。

（11）相关疾病

甲状腺功能减退、肢端肥大症、心功能不全、卒中、胃食管反流、肺动脉高压及神经肌肉疾病等，均与上呼吸道狭窄及塌陷有关。

2. 诊断

根据阻塞型睡眠呼吸暂停低通气综合征（OSAHS）患者睡眠时打鼾，伴夜间呼吸暂停、缺氧、高碳酸血症，白天嗜睡等症状，身体肥胖、颈围短粗等体征，可初步诊断本病。

1）确诊应了解病因、类型，判定严重程度，进行多导睡眠图检查等。

2）主要症状是夜间打鼾、呼吸暂停、窒息等，夜间频繁出现低氧血症、高碳酸血症、反复觉醒，白天过度嗜睡等症状。其他常见的症状包括睡眠质量下降、难以进入或维持睡眠、疲劳或疲倦，晨起头痛、血压升高等。

3）评判指标包括疾病家族史，确定是否为肥胖等物理因素所致，如口咽气道狭小、颈围增大等。

4）可疑患者应进行全面详细的体检，重点包括口咽、上呼吸道局部解剖情况，以及呼吸、消化系统状况，X 线头颅测量、磁共振等检查。

5）多导睡眠图（PSG）检查是确定诊断的“金标准”。检查内容包括睡眠总时间、睡眠分期、惊醒次数、鼾声、口鼻气流，胸腹呼吸运动、心电图、眼电图，胫前肌及下颌颏肌电图，脑电图（C4A1、C3A2、O1A2、O2A1 导联）等，阻塞型、中枢型及混合型睡眠呼吸暂停及低通气次数，血氧饱和度下降等情况。

在每晚 7 小时睡眠过程中，呼吸暂停及低通气反复发作 30 次以上，呼吸暂停低通气指数（AHI）＞5 次/小时，伴随日间嗜睡等症状，可确定诊断为 OSAHS。

6）程度判定（SIGN 指南）：根据病情症状、日间嗜睡、合并症及 AHI 结果，夜间血氧饱和度减低结果，判定为轻到重度。其中，轻度（AHI＞5～15 次/小时）、中度（AHI＞15～30 次/小时）、重度（AHI＞30 次/小时）。

3. 检查

阻塞型睡眠呼吸暂低通气停综合征（OSAHS）患者夜间打鼾伴白天嗜睡等症状，应进行详细检查评估。

（1）艾泼沃斯（Epworth）嗜睡量表

用于评估患者日间嗜睡程度，当评分大于 10 分时，应进行多导睡眠图（PSG）睡眠监测检查。

（2）多导睡眠图（PSG）检查监测

监测指标包括呼吸暂停低通气指数、每小时睡眠呼吸暂停及低通气数、睡眠和呼吸参数、脑电图（EEG）、眼动电图（EOG）、心电图（ECG）和肌电图等生理指标，监测血压、脉搏等反映心血管功能的生理指标，必要时，可测定阴茎勃起功能等。

在患者胸部和腹部放置描记电极，热气流传感器监测鼻腔气压和气流阻塞等情况，胸腹带用于记录低通气时胸廓运动情况，动脉血氧饱和度监测缺氧情况，用于鉴别阻塞性和中枢性睡眠事件。将一次呼吸暂停定义为气流消失超过10 秒，并伴有低氧血症。部分患者可能发生与体位有关的阻塞型睡眠呼吸暂停事件，肢体活动可能改变睡眠阶段、呼吸及身体状况，通常可采用胫骨前肌肌电图等对此进行评估。鼻腔压力检测低通气比热敏电阻敏感，上述两种方法测定呼吸暂停低通气指数可能存在差异。

虽然 PSG 可确诊 OSAHS，但检查过程比较烦琐、费时，基层医疗单位可使用初筛便携式检查诊断仪（家庭简易多导睡眠监测）检查诊断。

（3）家庭简易多导睡眠监测

精心设计的家庭简易多导睡眠检查仪，可为部分患者提供及时和具有经济效益的诊治帮助。检查内容包括鼾声、鼻气流、体位、血氧饱和度和脉搏等参数，判定呼吸暂停和低通气程度。

（4）标准

通常将血氧饱和度下降 4%作为发生呼吸暂停标志，气流消失超过 10 秒，并伴有低氧血症，为 1 次呼吸暂停事件，敏感性和特异性分别为 87%和 65%。

（5）特殊情况

虽然已对患者广泛开展夜间血氧监测检查，但血氧饱和度下降并非诊断的精确指标，应排除潜在的复杂性患者，如有肺部疾病、心力衰竭或神经肌肉疾病等，注意区分下述情况。

1）肥胖合并慢性阻塞性肺疾病患者，在氧离曲线陡直下降段可能存在低氧血症，但无呼吸暂停症状。

2）体重正常的患者即使发生呼吸暂停，血氧分压明显下降，不会出现低氧血症。

3）检查结果和症状之间可能为非线性相关，需结合病史解读，不能单纯依据分层制订治疗计划。每小时血氧下降 4%事件小于 5 次，没有片段化睡眠等表现，无须检查治疗。

4）临床症状虽不明显，但检查结果较严重的患者，应积极治疗。部分临床症状很重，监测结果异常不明显的患者，亦不能错失治疗机会。

5）如患者病史典型，检查每小时血氧下降 4%事件超过 10 次，应直接开始治疗，无须进一步检查。

4. 并发症

阻塞型睡眠呼吸暂停低通气综合征（OSAHS）患者伴日间嗜睡，执行能力、操作水平下降，出现多种慢性病并发症，如内分泌代谢紊乱、2 型糖尿病、高血压等。研究证实，本病与心肌梗死、充血性心力衰竭、卒中等相关，对中青年男性心血管事件影响更大。未经治疗的重症患者，致命性和非致命性心血管事件发生率增加。发生操作事故的可能性较正常人高 7 倍以上。英国规定，患者在开车或者进行职业相关活动前，需进行安全性评估，如嗜睡明显，在症状未控制前勿驾驶汽车，因警觉保持能力下降，需通知交管机构。主要并发症如下。

1）引起或加重高血压（夜间及晨起高血压）。

2）冠心病、夜间心绞痛及心肌梗死。

3）严重心律失常、室性期前收缩、心动过速、窦性停搏、窦房及房室传导阻滞等。

4）胰岛素抵抗及 2 型糖尿病。

5）心力衰竭。

6）脑梗死、脑出血。

7）癫痫发作。

8）阿尔茨海默病。

9）焦虑、抑郁、语言行为怪异、性格变化、幻觉。

10）肺动脉高压、重叠综合征及肺源性心脏病。

11）呼吸衰竭。

12）夜间支气管哮喘。

13）继发性红细胞增多。

14）遗尿。

15）性功能障碍。

16）胃食管反流。

17）神经衰弱。

18）妊娠高血压或先兆子痫。

19）肾功能损害。

20）肝功能损害。

21）肥胖。

22）小儿发育延迟。

5. 治疗原则

由于阻塞型睡眠呼吸暂停低通气综合征（OSAHS）病因不同，治疗应针对病因采取不同方案，包括非手术及手术治疗。

1）低觉醒阈值患者，可使用镇静药或催眠药物，谨慎服用三环类抗抑郁药。

2）上气道肌肉功能障碍，给予舌下神经刺激、局部肌肉训练等治疗。因咽、腭水平肌肉解剖结构异常而致阻塞症状发作，手术有助于解决阻塞问题。

3）无创气道正压通气治疗为首选治疗方法，包括普通及智能型连续气道正压通气（CPAP）和双相气道正压通气（BiPAP），以 CPAP 最为常用。

4）纠正引起症状或使之加重的基础疾病，如应用甲状腺素治疗甲状腺功能减低等。

5）口腔矫治器适用于单纯鼾症及轻中度 OSAHS 患者，特别是有下颌后缩者。对于不能耐受 CPAP、不能手术或手术效果不佳者可以试用，也可作为 CPAP 治疗的补充治疗。

6）外科治疗包括摘除肥大增生的扁桃体及腺样体，鼻腔、舌成形手术等。鼻息肉切除、正畸外科颌面手术等，仅适合于上气道口咽部阻塞并且 AHI＜20 次/小时的患者，严重肥胖者，AHI＞20 次/小时患者不适用。腭垂-腭-咽成形术（UPPP）为较常开展的术式，手术切除局部黏膜脂肪等组织，缓解软腭口咽气道狭窄阻塞。

6. 非手术治疗

非手术治疗方案包括连续气道正压通气、口腔矫治器等各类下颌前移装置、舌下神经刺激、Winx 装置、Provent 装置、阻止仰卧位睡眠装置等。

确定治疗方案前，应了解患者上气道解剖特点、上气道反应性、呼吸刺激觉醒阈值、环路增益等特质，进行生理表型分析，量化上述各项指标特征，确定个体发病原因及相关因素，针对具体原因进行个性化治疗，减少或消除症状。

如上气道解剖异常，可使用口腔矫正、上气道手术或 Winx 装置等。

（1）连续气道正压通气（CPAP）

CPAP 是治疗阻塞型睡眠呼吸暂停的首选方法，可显著改善症状，降低事故风险，改善健康状况。

CPAP 治疗时，在吸气过程中增加正压，将过滤的空气注入不同类型的面罩中，根据每一个患者的不同特点调节正压幅度，面罩内始终保持正压，有自主呼吸时，则打开闭合的上气道，达到膨胀肺泡、改善气体交换效果。

连续气道正压通气治疗后，大部分患者可达到满意的治疗效果，日间嗜睡症状明显缓解，特别是打鼾严重、白天过度嗜睡的患者症状缓解明显，依从性较好，有可能坚持长期治疗。部分患者仍然有日间嗜睡等症状，与呼吸暂停事件不可逆影响后果有关，口服莫达非尼等α受体激动药治疗，可促觉醒，改善症状。

对于部分依从性较差、不能坚持连续气道正压通气治疗的患者，应注意以下几点。

1）加强宣教，CPAP 治疗可使患者长期获益，了解治疗优势，解决相关问题，得到患者响应。

2）鼻部疾病可能限制 CPAP 治疗效果，局部用药减轻症状，可使此类患者获益。在个别情况下，进行鼻腔手术治疗，有助于改善患者的依从性。

3）随机试验并未提示何种类型呼吸面罩效果更好，故使用完整呼吸面罩或鼻枕、其他面罩要因人而异。

4）连续气道正压通气治疗时，如失眠或频繁觉醒，为了提高依从性，可口服小量右佐匹克隆等新型镇静催眠药治疗，未接受正压通气治疗的患者应谨慎使用。

5）部分患者 CPAP 治疗无效，可使用双相气道正压通气（BiPAP）治疗。随机试验表明，该方法虽没有更大获益，对于某些呼气不适的患者而言，却可能是首选。

（2）口腔矫治器

抬高软腭并牵引舌体主动或被动向前，下颌前移，增加口咽部及下咽部空间，减少睡眠时上气道塌陷狭窄。

轻至中度患者，如不能耐受 CPAP 治疗，可考虑使用口腔矫治器。约有

50%患者有效，减少嗜睡和呼吸暂停事件。过于肥胖、严重阻塞、嗜睡明显等患者效果不佳。

（3）颏舌肌刺激器

睡眠期间，因咽扩张肌肉活动减少，造成咽部塌陷。使用颏舌肌刺激器治疗，刺激颏舌肌或支配该肌肉的舌下神经，维持咽部通畅，治疗睡眠呼吸暂停。

将刺激器置入患者皮下，连接舌下神经，给予单侧刺激，对舌下神经发出与吸气同步的神经刺激信号，减轻睡眠时上气道塌陷狭窄。

（4）Winx 装置

由美国 ApniCure 公司生产，2013 年初进入美国市场，设备包括负压控制器（$-50cmH_2O$）、连接控制器等。

当患者口腔内形成负压时，腭垂和软腭从舌根部被拉向前方，在其口腔中产生一个密封的空间，舌头向前移动，缓解症状。

该装置可将患者腭垂和软腭自塌陷的咽部气道中向外牵拉，改善或恢复睡眠时气道通畅性，治疗成功率为 30%～40%。使用后，口腔不适、牙齿不适及口干等不良事件较常见，未发现任何与装置相关的严重不良事件。

（5）Provent 装置

首先塞住患者鼻孔，产生固定的呼气阻力[$50cmH_2O$/（L·s）]，单向阀保持较低吸气阻力，较高呼气阻力。经鼻吸气阻力较低，呼气气流阻力较大，导致基线肺容量增加，对气管产生纵向牵引作用，上气道在呼气期间产生较大的正压，减少咽部气道塌陷，改善呼吸模式及上气道通畅程度。不适感觉包括口干、呼吸不适、鼻塞、鼻腔不适、失眠及头痛等。

（6）其他非手术方法

1）平卧睡眠时，舌头和软腭下坠，阻塞呼吸道引起打鼾，侧卧位可避免症状。利用放置胸部的装置实时监测体位变化，准确感知患者睡姿变化。当仰卧位睡姿时，对患者发出振动刺激，将患者仰卧位睡眠时间控制在最低程度，减轻睡眠呼吸障碍症状。

2）选择合适高度的枕头，睡衣背后缝一个网球，抬高床背高度等均可帮助维持侧睡姿势。

3）当鼻腔由于感冒或过敏等情况发生阻塞时，呼吸气流通过受阻，容易打鼾。睡前洗热水澡，使用鼻腔清洗器、通气鼻贴等有助于缓解症状。

7. 手术治疗

手术适用于使用连续气道正压通气（CPAP）及其他非手术治疗失败的人群，或存在上述治疗禁忌证，如幽闭恐惧症或者牙齿异常等。

手术治疗的目的在于减轻和消除气道阻塞，防止气道软组织塌陷。根据气道阻塞部位、严重程度及全身情况等决定手术方法，包括以下几种手术。

1）鼻腔手术。

2）扁桃体及腺样体切除术。

3）腭垂-腭-咽成形术（UPPP）。

4）软腭植入术。

5）舌根及舌骨手术。

6）舌下神经刺激治疗。

7）牵引成骨术。

8）单颌手术。

9）双颌前移术。

10）减重代谢手术（BMS）。

11）气管切开术。

8. 阻塞型睡眠呼吸暂停低通气综合征与心血管疾病

阻塞型睡眠呼吸暂停低通气综合征（OSAHS）是心血管病的独立危险因素，与高血压、冠心病、心律失常、心力衰竭、猝死等相关。

（1）高血压

研究证实，至少 30%的高血压患者合并 OSAHS，45%～48%的 OSAHS 患者合并高血压。特点是夜间及晨起血压升高，24 小时动态血压监测为“非杓形”甚至呈“反杓形”，与卒中发病率增高相关。无论致死性或非致死性风险，未经治疗的重症患者（AHI＞30 次/小时）均高于经过治疗的中度或重度患者。

高血压和 OSAHS 互相影响，OSAHS 引起血压升高，影响降压治疗效果，血压异常波动影响睡眠质量，加重 OSAHS 症状，形成恶性循环。控制睡眠及清醒时异常血压，使患者获益，特别是重症患者。同样，睡眠呼吸阻塞症状缓解后，血压异常得到控制。

（2）影响机制

OSAHS 患者夜间反复出现低氧血症、高碳酸血症、片段化睡眠，伴不同程度的机体氧化应激反应，体内炎症因子增加，损伤血管内皮功能，引起内分泌代谢功能紊乱，交感神经系统激活，心、脑、肾等靶器官损害增加。

动物实验发现，随着血压增高，颏舌肌活性增强，上气道肌肉活性被抑制，肌肉张力减少、阻力增加，加重睡眠呼吸暂停症状。强化控制血压后，上气道张力降低，阻塞症状减轻。

在顽固性高血压及睡眠呼吸暂停发病过程中，醛固酮活性异常均起着重要作用。患者肾素-血管紧张素活性增加，醛固酮分泌增多，引起血压增高。盐皮质激素受体活化，中枢呼吸调节功能紊乱，内皮细胞完整性受损，细胞旁通透性增加，咽部周围局部水肿，引起睡眠呼吸暂停症状。

盐皮质激素受体作用靶点在心、脑、肾及血管平滑肌细胞、脂肪细胞、巨噬细胞等处，醛固酮作用于血管平滑肌细胞受体，影响血压调节、血管重塑等过程，增加肥胖、动脉粥样硬化、高血压等风险。

（3）治疗

研究证实，给予降压治疗 6 周后，受试者睡眠呼吸暂停严重程度减轻。其中，西拉普利联合美托洛尔降压治疗后，受试者呼吸暂停低通气指数（AHI）从 40 次/小时减少到 26 次/小时。CPAP 治疗后，控制机体容量超负荷，减少体液头侧转移，血浆肾素-血管紧张素Ⅱ水平降低，醛固酮分泌减少，血压降低，缓解睡眠呼吸暂停症状。

由于 OSAHS 与高血压、2 型糖尿病等慢性病具有相似的发病基础，均为“生活方式疾病”，如热量摄入过多、活动量较少等，治疗重点在于改变生活方式、减少晚餐热量、控制体重等。

第 6 章　睡眠与养生保健

古人很早就认识到“养生三要”：治已病、治未病、治医者之病。眠、食二者为养生之要务，能眠者，能食，能长生，安寝乃人生最乐。

人体生物钟规律稳定，30 分钟之内入睡，睡眠时，无缺氧、低通气、噩梦惊醒等，深睡眠比例合适，早晨自然醒来，白天头脑清醒，精神体力充沛，为高质量睡眠。

睡眠保证人体新陈代谢，睡眠消除疲劳、恢复体力，睡眠保护大脑、延缓衰老，睡眠保证循环、消化、呼吸、神经、内分泌、免疫等系统生理功能，是名副其实的“天然补药”。

1. 生活细节

（1）户外活动

动物实验发现，经过连续一周每天 1 小时的光线照射治疗，小鼠大脑β淀粉样蛋白斑块清除增加，认知功能衰退下降 5%，抑郁症状减少 19%，活动功能受限下降 53%。

经常户外活动，多晒太阳，增加大脑 5-羟色胺水平，稳定情绪，心情愉快，减少抑郁等负面情绪，改善认知功能，延缓衰老，提高睡眠质量。经常晒太阳，阳光照射头、脸和肢体皮肤，维生素 D 合成增加，促进“钙结合蛋白”结合，保证骨钙代谢，有利于睡眠。

睡前数小时规律锻炼，促进机体新陈代谢，交感神经活性增加，呼吸、心跳加快，入睡时，新陈代谢趋缓，体温稍降，安神助眠。

褪黑素是人类大脑松果体分泌的一种促睡眠激素，白天多晒太阳，抑制日间分泌，入夜熟睡时达分泌高峰，睡眠稳定。晚上光照增加，影响褪黑素分泌。

（2）烟、酒、茶

茶叶中含有茶碱、咖啡因等物质，刺激中枢神经系统活性，午后喝茶，特别是睡前喝浓茶，影响入睡。酒精刺激交感神经活性，咖啡因在体内停留达

14 小时，大脑皮质活跃性增加，入睡困难，深睡眠减少，片段睡眠增加。长期吸烟者戒烟困难，原因在于体内产生尼古丁依赖，尼古丁的兴奋作用导致入睡困难，因尼古丁依赖定时发作，导致睡眠中断，片段睡眠增加。

（3）晚餐

睡前吃得过饱，睡眠后，肠胃系统“加班工作”，心脑供血不足，诱发心绞痛，甚至心肌梗死、脑梗死等。由于睡眠时消化大量食物，人体借助脑-肠轴反射，传递抑制信号，导致睡眠不稳，多梦、片段睡眠增多。睡前活动量不够，血糖升高，代谢异常，糖尿病风险增加。

睡前空腹时间也不宜过长，可能诱发心悸、出汗等低血糖症状，影响入睡。睡前可进食少量富含糖类食物，如苏打饼干，中和胃酸，稳定血糖。建议晚餐吃七八分饱，以糖类和蔬菜为主，不影响睡眠生理过程，睡前适量补水，减少心脑血管疾病危险。

（4）作息

按生物钟规律作息，每天保持固定的上床、起床时间，保证睡眠质量，人体健康无忧。日间小睡控制在 30 分钟以内，10 分钟以内的打盹最好，不影响夜间入睡。

（5）白噪声

具有相同能量密度的随机噪声为“白噪声”，是一种功率谱密度为常数的随机信号或随机过程。由于白光是由各种频率（颜色）单色光混合而成。因此，具有平坦功率谱的性质，被称作白噪声。如平缓单调的瑜伽音乐、语速平稳的讲课、飞机待机时机舱噪声、室外微风细雨、海浪波涛等，有利于入睡，稳定睡眠。“白噪声”频谱、音调等为常数，声频为 0～250Hz，给人重复听觉刺激，屏蔽反复变化的其他噪声，让人心情舒缓、精神放松，很快入睡，深睡眠增多。

（6）冥想

坚持睡前冥想，身心进入宁静淡定、自在从容的境界，容易入睡，享受深睡眠。研究证实，每晚睡前进行 5 分钟冥想，坚持 21 天，即有效改善 25%左右的失眠症状。

（7）皮质醇

人体血浆皮质醇分泌规律波动，与昼夜节律相关，上午 8：00 浓度最高，应对紧张工作节奏，之后递次降低，午夜 0：00 浓度最低。

为应对外界各种压力，人体产生应激反应，皮质醇分泌增加，消耗氨基酸、葡萄糖、脂肪等能量物质，完成一系列心理、生理活动，与健康关系密切。

为保证皮质醇激素分泌顺利达峰，人体进入最佳状态，应保证每天早餐营养丰富，包括鸡蛋、牛奶、牛肉等优质蛋白，上午晒 30 分钟左右太阳。

（8）压力

紧张焦虑或低落消沉等负性情绪影响入睡，导致片段睡眠、噩梦连连，减少深睡眠比例。用手指梳头，疏通头部穴位经络，消除疲劳，放松情绪，心平气和地慢走几十分钟，调整呼吸、循环、消化等生理节奏，减压效果肯定。

如实在睡不着，可临时服用起效快且不良反应较小的新型镇静催眠药，起到减压催眠作用。

（9）环境

温度、湿度、通风、床具、声音等睡眠环境应自然舒适。睡前，配以舒缓的古典音乐，泡脚、洗热水澡，可使入睡快、睡眠深。屏幕蓝光抑制褪黑素释放，干扰睡眠，睡前应避免使用平板电脑、手机等电子设备。厚重的窗帘可隔绝外界光源，保持安静、黑暗环境，避免外界车流等噪声干扰。

枕头过低、过高、过硬都容易“落枕”。中间低、两端高的枕头，枕芯弹性强，有轻度颈椎牵引作用，保护颈椎健康，缓解颈部不适，保证睡眠。床垫过软、过硬，睡姿不良，肌肉僵硬和背部不适，床垫使用年限过长，均影响睡眠质量。以软硬适中的棕绷床或软木板床为宜。

室温对于睡眠启动和稳定昼夜节律发挥重要作用。炎热潮湿影响睡眠，凉爽室温有助于入眠，理想的室温在 16～21℃。气压、湿度、雨雪等季节变化影响睡眠质量，冬、春季干燥，可使用加湿器缓解干燥环境。

卧室不能摆放迷迭香、夜来香、香水百合、尤加利、月季、仙人掌等有气味或易“伤人”的植物，以及万年青等株型高大、叶片宽厚植物。可摆放芦荟、吊兰、虎尾兰、龟背竹、兰花、金橘、菊花等，吸收有害气体。

（10）雾霾

$PM_{2.5}$ 细颗粒是一种空气污染物，也是细菌、病毒、重金属、多环芳烃等有害物质的载体，与多种疾病有关，刺激呼吸道，引起咳嗽、呼吸困难等症状，加重哮喘、慢性支气管炎、心律失常等，引起心绞痛等缺血事件发作，甚至引发肿瘤。

$PM_{2.5}$微粒经肺泡进入血液系统，引起巨噬细胞吞噬等一系列反应，干扰睡眠中枢功能，睡眠节律紊乱，片段睡眠增加，夜间频繁醒来，深睡眠减少。

睡眠环境应避免空气污染，有效清除$PM_{2.5}$等细颗粒物，保持室内空气洁净度及温度、湿度等。

2. 睡前准备

（1）抬脚

抬脚动作可增加血液回流至肝、肾等器官，流汗、排尿可解毒排毒，使新陈代谢增加，腰部以下有酸胀感。引浊气下行排出体外，升清降浊、增加正气，气沉丹田、心胸开朗。皮肤毛孔扩张，皮肤呼吸过程增强，美容养颜。肠蠕动增加，膀胱有力，男女生理功能增强，缓解便秘、月事不顺等症。

平卧位，身体躯干与大腿成90°、大腿与小腿成90°，保持全身肌肉拉紧状态，感觉大小腿发麻、小腹酸痛。心中默数200下，然后将脚放平，休息片刻，再完成2次，前后约15分钟。抬脚练习前、后，分别喝适量温开水，心平气和，轻松自然，不可憋气，配合丹田之气完成动作。

（2）梳头

中医学理论认为，头为“脑之舍”“精明之府”，头部穴位连通全身经络。睡前梳头按摩头部穴位，平肝息风、开窍宁神，改善大脑功能，调节全身经络，防病养生。适用于高血压、动脉硬化、神经衰弱等疾病。

可用梳子，也可直接用手指“五指成梳”，双手十指自额上发际由前向后梳拢头发至颈后发际，边梳边揉搓头皮，动作缓慢柔和，10分钟左右。

（3）伸懒腰

“筋长一寸，延寿十年”。伸懒腰简单实用，消除疲劳，养血养心。身体经常拉伸，疏通经络，促气血运行，调整脏腑阴阳平衡，自我保健效果明显。

身体尽量舒展，四肢伸直、全身肌肉适度用力，配合呼吸吐纳。伸展时，尽量吸气，放松时，全身肌肉松弛，尽量呼气。

（4）推腹

通过推腹手法，清扫经络，疏肝理气、开胃健脾、补肾养心。腹部和下半身经络通畅，减少脂肪沉积。

平躺在床上，用双手握拳，或用掌根，从胸正中央推向肚脐下方，不要逆推，力度适中，10～20次。

（5）敲胆经

按摩敲打胆经，疏经通络，活血排毒，消除水肿。肝胆为表里脏腑，晚11：00后，勿敲胆经，否则引起肝虚火旺等证候。

沿大腿外侧中线，胆经下行至膝外部，到小趾、次趾之间，自行敲打环跳、风市、中渎、膝阳关等穴位。

（6）泡脚

脚部是人体离心脏最远的部位，睡前用热水泡脚，解乏催眠，改善下肢血液循环，促进新陈代谢。

水温在50℃以下，热而不烫，15～20分钟，不宜过长，饭后30分钟内不宜泡脚，泡后不宜马上睡觉，趁双脚发热按摩脚底，安然入睡。

（7）饮水

睡眠后，人们一般不会喝水，连续数小时，人体代谢继续消耗水分，身体血液黏稠度增高。因此，睡前应注意适量补水，老年人及心脑血管疾病患者更需要及时补充。

（8）其他

每天睡前练习下述动作，可调和五脏，有效地提高睡眠质量。

平坐在床上，双腿并拢伸直，腿上放被子，上半身向前趴在被子上，脚尖向回勾，保持数十秒。此动作可拉伸膀胱经，缓解疲劳，消除精神紧张。

平躺在床上，双腿并拢搭在墙壁上，双手平展在身体两侧，保持数分钟。此动作可改善脑供血，消除大脑疲劳。

双腿略弯曲，双脚踩在地上，撑住地面，腹式呼吸，保持数分钟，类似站桩。此动作可促进腹部血液循环，柔和按摩内脏，心情放松，进入睡眠。

3. 睡眠姿势

根据美国睡眠基金会等数据资料，最好的睡眠姿势是仰卧位睡眠，不影响呼吸，不导致胃肠不适，减轻肩背部疼痛。

1）侧卧位和仰卧位睡眠时，有利于清除 Aβ蛋白等代谢产物，效率优于俯卧位睡眠状态。其中，右侧卧睡姿最佳。

2）右侧卧睡姿可能加重部分人的胃灼热症状，引起食管贲门肌肉松弛、胃食管反流。如存在上述症状，可变为左侧卧睡姿。

3）头北脚南睡姿，地球磁力线平稳地穿过人体，可减少磁场对睡眠的干扰。

4）仰卧位睡眠，可避免压迫脏腑器官，减轻疼痛。部分睡眠呼吸暂停患者阻塞症状可能因此而加重。约8%的人采取仰卧位睡姿。

5）“趴着睡”易引起呼吸压迫，甚至睡眠呼吸阻塞，醒后感觉肩部、臀部等不适，疲劳、腰背隐痛等，应加以调整。约7%的人采取俯卧位睡眠。

4. 起床

中医认为，每天有对应的“二十四节气”，凌晨3：00为“立春”，5：00为“惊蛰”，6：00为“春分”，每天经历相应的“春、夏、秋、冬”4个季节。与自然节律同步作息，惊蛰起床，阳气升发，轻松、舒服，利于升肝、升阳。

（1）起床时间

5：00为“惊蛰时分”，每日的“春天”来了。冬眠动物开始蠢蠢欲动，感觉到天地之间阳气变化，纷纷“闻鸡起舞”。人体阳气涌动升发，准备起床“播种”。

5：00～7：00为大肠经活动时间。建议最晚不超过6：00起床，头脑清醒，少阳升发。“赖床”不起，即使睡着，也多是浅睡或梦境，不利于阳气升发。6：00进入“春分”时节。如果还没起床，大肠经活动受限，不排宿便，胃肠功能运化受限，全天萎靡不振。

（2）起床补水

睡眠期间，人体呼吸、出汗等流失水分约450ml，早晨醒来，身体缺水，应及时补水，以促进胃肠蠕动、润肠通便、身心健康。

中医养生推崇早晨喝“阴阳水”（即开水加凉开水），水温略高于体温，或蜂蜜水、新鲜柠檬温开水，数量因人而异，一般补足500～1000ml。

早晨及时补水，可中和酸碱平衡，清除宿便、排除毒素，排出肌肉乳酸残留，加快新陈代谢，保证心脑血管供血，减少心肌梗死、脑卒中事件。

避免以下错误饮水方法：淡盐水可能引起血压升高，果汁不能提供足够水分，汽水或可乐等碳酸饮料中的磷酸盐成分影响钙吸收，钙流失、尿钙增加，空腹喝牛奶引起腹胀或腹泻。

（3）“回笼觉”

老年人夜间总睡眠时间减少，睡眠模式多为早睡早醒型。起床早餐后，老年人犯困，可随时打盹，适当补一个“回笼觉”，养心安神，精力充沛。

5. 睡好子午觉

“三寒两倒七分饱”，为古人推崇养生之道。

所谓“两倒”，就是指睡好“子午觉”，有人甚至称其为百年养生的三大法宝之一。子午觉的主要原则是“子时大睡，午时小憩”。

（1）子午觉

子时（23：00～1：00）阴气最盛，阳气极弱，适合“合阴”，进入深睡眠。经脉运行到肝、胆经，及时休息养阴，健康事半功倍。子时不寐，肝、胆不能充分休息和养护，皮肤粗糙产生黑斑。

午时（11：00～13：00）阳气最盛，阴气衰弱，适合“合阳”，应小睡，午睡时间不能过长。即使午时不睡，也应“入静”，闭目养神，可降低心、脑血管疾病发病风险。

（2）午睡过长的危害

剑桥大学学者研究了 16 万名英国人，结果发现，午睡过长与死亡率增加有关。午睡超过 1 小时，死亡率增加 33%。午睡超过 3 小时，代谢性疾病等风险提高 50%以上。

午睡持续 45～90 分钟，大脑进入慢波睡眠状态，超过 90 分钟，进入快速眼动睡眠期，开始做梦。长时间午睡醒来，人感到浑身乏力，科学家把这种现象称为“睡眠惰性”，睡得越久反而越难清醒。血压、心率波动加大，血糖增高，腰腹脂肪堆积，增加肥胖，使心脑血管意外发病风险增加。

（3）午睡保健

研究证实，午时适量小憩，可激发创造力，提高工作效率，陈述性记忆成绩较好，面对非直觉问题，容易决断，抽象、联想测试成绩较好。每周至少 3 次，每次 30 分钟以内短暂午睡，冠心病死亡风险可降低 37%。

午间小睡保健作用明显，可缓解精神紧张，平抑交感激活，降低血压、心率，稳定记忆力及免疫力，降低慢性病风险。

6. 膳食与睡眠

美国心脏协会（AHA）建议，健康饮食体系应包括水果、蔬菜、坚果、全麦和鱼类，同时，尽量减少糖、盐、加工肉食和饱和脂肪类食物的摄入。

（1）三餐原则

三餐进食热量分配比例为50%、30%、20%，早餐应补充脂肪、蛋白质、糖类等主要热量，午餐均衡营养，热量适当减少，晚餐宜早，热量宜低。

午餐进食高蛋白食物，补充全天身体能量消耗。晚餐适当多吃糖类食物，辅之以鸡蛋、菜花、苦瓜、酸枣、山楂等。晚餐后，胰岛素释放增加，产生色氨酸、5-羟色胺等递质，容易产生睡意。晚餐进食大量高蛋白食物，大脑氨基酸代谢活跃，5-羟色胺分泌减少，警醒度提高，睡意减轻。晚餐进食奶酪食品，增加血压、心率，影响入睡，使深睡眠减少，噩梦增多。晚餐为低糖类、高脂肪食物，影响睡眠质量，使入睡困难，睡眠时间缩短，深睡眠比例下降。次日醒来，精神萎靡不振，可能贪食更多高热量食物。

晚餐七分饱，以蔬菜、素食、糖类食物为主，保证睡眠质量，有利于养生保健。如睡前感觉饥饿，可准备富含糖类的小点心、苏打饼干或全麦饼干、麦片等，以放松身心、促进睡眠。

（2）饮食结构

饮食缺乏B族维生素，如缺乏烟酸、维生素B_6、维生素B_{12}（甲钴胺）等，常影响入睡。宜补充瘦肉、沙丁鱼、金枪鱼、麦片、麦芽、马铃薯、酸奶等，以提高睡眠质量。

（3）酒精影响

少量饮酒可缓解焦虑，有助于入睡，但酒精刺激中枢神经，干扰睡眠。大量饮酒可抑制中枢兴奋性，虽入睡较快，但片段睡眠增加，深睡眠减少，容易多梦。酒精产生利尿作用，使起夜次数增多，影响睡眠质量。老年人代谢减慢，酒精滞留时间增加，影响更明显。

总之，为了“睡好”，就要“吃好”，多食五谷杂粮、水果蔬菜，提倡“白肉”，如鱼类、鸡肉等，减少加工肉和饱和脂肪酸含量较高食物，晚餐避免高脂肪、高热量、高盐食物。

7. 适时饥饿

日本学者大隅良典先生因研究细胞“自噬”有关机制，获得了 2016 年诺贝尔生理学或医学奖，佐证了中国“饥饿养生”理论。

（1）最新重磅结果

“战胜糖尿病，靠吃也能行。”

当地时间 2019 年 6 月 7 日，美国糖尿病协会年会在旧金山召开。研究者提出惊人结论：间歇性断食，有助防控糖尿病，健康意义重大。

每天保持一定时间不进食，空腹超过 12 小时，最好晚 6：00 前进食，早 6：00 后进早餐。最佳早、中、晚食物热量配比为 50%、30%、20%。

坚持上述饮食结构，有助于身体燃脂，减轻体重，避免肥胖，控制血压、血脂、血糖，减轻机体氧化应激反应，延缓衰老，保证睡眠质量。

研究验证了中国古老“过午不食”的养生理论，说明生物钟节律重要意义，不仅在于控制糖尿病、改善睡眠等，而且有助于健康保健，延缓衰老。

（2）细胞“自噬”

当细胞处于“饥饿”状态时，吞噬体内无用及有害物质，提供生存所需能量，一举两得。凌晨 2：00 到早餐前，人体血糖处于较低水平，胰岛素水平和游离氨基酸水平处于最低状态，细胞“自噬”速率最大。

通过主动“饥饿”，降解回收自身代谢过程大量问题“零部件”，清除体内毒素及有害物质，阻止细胞毒素损伤过程及细胞凋亡进程。

随着年龄的增长，细胞“自噬”能力逐渐下降，游离氨基酸与胰岛素水平升高，各种慢性病风险增加。

（3）养生保健

目前，由于接受膳食健康理念，很多高收入人群适时断食休息，比以往吃得更科学更健康。例如，用果汁代替水果，摄入更多的粗纤维，全麦、全谷类食物代替精致谷物，大量坚果、鱼类代替加工肉食、红肉等，睡眠质量较好，整体健康水平更高。低收入人群则正好相反，大量进食汉堡、牛排等高热量食物，使肥胖和糖尿病患病率升高，睡眠不佳，健康状况较差。

人类自身不断进化，逐渐完善“饥饿”养生机制，通过适度断食或节食，完成细胞“自噬”，优胜劣汰，远离心脑血管疾病、恶性肿瘤、阿尔茨海默病等困扰，养生保健，延年益寿。

8. 催眠食疗

（1）松果体素

富含松果体素的食物改善睡眠。中年以后，松果体素分泌呈现减少趋势，40 岁时仅为 1/4，50 岁时为 1/6，60 岁时降到 1/10。富含松果体素食物包括燕麦、甜玉米、番茄、香蕉等。

（2）对抗咖啡因

咖啡因、茶碱等兴奋神经，影响睡眠，午后勿饮浓茶、咖啡。

睡前用酸枣仁泡水喝，或用酸枣仁与大米煮粥。酸枣仁中含有酸枣仁皂苷 A、酸枣仁皂苷 B、桦皮酸、桦皮醇及三种甾醇类物质，可降低血液中去甲肾上腺素的含量，对抗茶碱、咖啡因兴奋作用。

（3）5-羟色胺

人们日间从事各种体力、脑力活动，正常进食富含色氨酸食物，可转化为 5-羟色胺，稳定精神情绪。晚上体内色氨酸相对不足，5-羟色胺减少，难以安然入睡。因此，晚餐应适量进食馒头、全麦面包等糖类食物，补充色氨酸，保证 5-羟色胺水平，有利于睡眠。

（4）锌、铜

食物构成中锌、铜不足，可影响大脑能量代谢及神经系统功能，使入睡困难。富含锌、铜的食物包括牡蛎、鱼、瘦肉、虾、鳝鱼等。

（5）奇异果

奇异果中含有丰富的钙、镁及维生素 C，有助于神经传导递质合成与传递，稳定情绪，抑制交感神经兴奋。

（6）牛奶

牛奶中含有两种催眠物质。一种是色氨酸，大脑神经细胞分泌令人昏昏欲睡的神经递质，富含的钙质辅助上述作用；另一种是对生理功能具有调节作用的肽类，其中，“类鸦片肽”让人感到舒适，解除疲劳，促进入睡。

（7）苹果

苹果芳香成分醇类含 92%、羰类化合物 6%，可补中益气，调理脾虚火盛，镇静安神，催人入眠。

（8）大枣

大枣中的维生素含量高，抗氧化、防过敏，减少各种慢性病，具有滋阴补阳之效。大枣含黄酮葡糖苷 A，起镇静安神补血功效。

（9）杏仁

杏仁富含蛋白质、维生素、色氨酸等营养成分，杏仁中的镁离子能缓解肌肉紧张及酸痛不适，减轻焦虑紧张的情绪，有利心脑血管健康，并有润肠通便等功效。

（10）香蕉

香蕉是包着果皮的“安眠药”，含有丰富的复合胺和 N-乙酰-5-甲氧基色胺，富含镁离子，可放松肌肉紧张，平稳情绪。

（11）菊花茶

睡前适量菊花茶饮，为柔和舒眠、凝神静气的天然药方。

（12）远志

远志最早记载于《神农本草经》，被视为上品养命要药，性苦辛温，入心、肺、肾经。

炙远志可补脾益气、散瘀化痰；朱远志可补心益智、定惊安神。泡水具有安神、助眠等功效。心肾火旺、阴虚阳亢者慎用。

（13）桂圆

鲜桂圆又名龙眼，肉性味甘平，入脾、心经，补益心脾、养血安神，治疗失眠、缓解疲劳，经常熬夜、用脑过度者适用。

9. 睡眠偏方

1）食醋催眠。

2）慢性失眠者，用莲子、龙眼、百合等适量配粟米熬粥。

3）血虚失眠者，常服藕粉，用小火煨熟，加蜂蜜适量，龙眼肉 10g，大枣 5 个，蒸鸡蛋 1 个食用。

4）心虚、多汗失眠者，猪心一个切开，装入党参、当归各 25g 蒸熟。

5）因高血压而致失眠者，用芭蕉根 50g，猪瘦肉 100g，同煮服用。

6）神经衰弱失眠者，取莴笋浆液一汤匙溶水，镇静安神。

7）临睡前，食苹果，在床头柜上放柑橘。

8）临睡前，将洋葱适量捣烂，装入瓶内盖好，放枕边嗅闻其气。

9）甘菊、缬草、卡瓦胡椒、西番莲、美黄芩、猫薄荷等助眠。

10）香蕉可稳定体内血清素和褪黑素，增加大脑 5-羟色胺含量，改善悲观、烦躁等情绪，且热量低，纤维含量丰富，安神润肠排便。

11）酸枣仁汤：养血安神、清热除烦，主治肝血不足、虚热内扰、虚烦失眠、心悸不安等症。

10. 中医辨证

（1）入睡困难

肝郁气滞，日间自觉胸胁胀痛、口苦目赤。调理原则为疏肝解郁，调养精神，消除紧张焦虑情绪。睡前慢步活动 30 分钟，上床前热水泡脚。多食小米、牛奶、牡蛎肉、龙眼等食物。

（2）早醒

营血蕴热，伴咽干、口干、痤疮、盗汗。按摩内关、神门、后溪等穴位调理。平时多吃莲藕、槐花、绿豆、薏苡仁、冰糖柚等，生地黄和冰糖泡水代茶饮。

（3）时睡时醒

脾胃失和，夜间反复醒来，睡不安稳，口腻、无味、厌食、大便稀溏。调理原则为和胃健脾安神。服食小米莲子百合粥等。

（4）整晚不寐

心肝火旺，易烦闷气躁，多见更年期女性。调理原则为清热泻火。多食酸枣仁粥等，可养心、安神、敛汗、助眠。

（5）深睡眠减少

纵欲精亏、肾阴耗竭，表现为心烦不寐，深睡眠减少。调理原则为调养肾阴。多食黑色食物补肾，如黑米、黑花生、黑豆、黑芝麻、黑枸杞子、何首乌等。

（6）多梦噩梦

营气不足，似睡非睡、多梦噩梦、精神不振、健忘、心慌，注意力不集中。调理原则为养血安神。多食大枣、阿胶、百合、莲子肉等，炖服。

11. 天人合一

“顺天时而为，接地气而活”。百病来自于人道循环和天道循环之差异，同样，健康亦来自于两者之和谐。天人合一，与自然节律呼应，为中医时令养生之要诀，是养生保健的重要原则。一年分四季，一天是一年的浓缩，不同时辰对应着相应的“春夏秋冬”，也应遵循“春夏养阳，秋冬养阴”原则。

（1）子时（23：00～1：00）

夜半，达临界点，每天第一个时辰。阴气达顶点，阳气慢慢增加。气血降至最低，应充分休息，补足一天消耗的能量。宜睡眠，忌熬夜。蓄养肝胆，培植元气，侧睡、曲足深睡，血液归心，御气、调神。

子时胆气最旺，阴气最盛，进入深睡眠状态，蓄养胆气。“胆为中正之官，五脏六腑取决于胆。胆又为少阳，少阳不升，天下不明”。子时不睡，消耗胆气，胆虚并血虚，上不明目，下不养筋，目倦神疲，腰膝酸软。人体五脏六腑之气取决于胆气，胆气顺利生发，身体功能处于良好状态。

（2）丑时（1：00～3：00）

丑时，又称鸡鸣，公鸡清啼，牛嚼青草。人熟睡，胆排毒，精气生发。丑时未睡，肝、胆排毒均受阻，面色为铁青色。

（3）寅时（3：00～5：00）

平旦，又称黎明，夜与日交替之际。肺排毒，迎接第一缕晨光。寅时未睡，肺排毒受阻，面色呈青灰色。

（4）卯时（5：00～7：00）

日出，又名破晓，太阳冉冉升起。日出而作，古时官员上早朝，点卯时间。起床梳头百余下，喝一杯白开水，疏风散火、明目去脑热。

（5）辰时（7：00～9：00）

食时，又名早食。“宜早粥，宜素淡，饱摩腹，徐行五六十步”“就事欢然，勿以小故动气”。

（6）巳时（9：00～11：00）

临近中午，艳阳当空，一天当中第一个黄金时刻。

（7）午时（11：00～13：00）

又名日中，中午。阳气达到顶点，阴气慢慢增加。“当饥而食，食勿过饱，不生、不冷、不硬，美也”。饭后，按摩腹部及肾俞穴。

（8）未时（13：00～15：00）

又名日央，太阳逐渐偏西。一天当中第二个黄金时刻。

（9）申时（15：00～17：00）

又名晡时，古人第二次吃饭时间。

（10）酉时（17：00～19：00）

又名日入，日入而息。“宜晚餐勿迟，量饥饱勿过”。

（11）戌时（19：00～21：00）

又名日夕，天地黄昏。热水泡足，引火气下行，驱除湿气。

（12）亥时（21：00～23：00）

又名人定，安抚心情，好好休息。

12. 顺应季节

（1）春季睡眠

经过冬季“蛰伏”，人体自疲惫状态进入恢复过程，应循序渐进。总体原则是“夜卧早起，广步于庭”。

春天应晚睡早起，重在生发，睡觉过多阻碍身体气机生发，要适当少睡，早起户外散步活动，舒展身体、情志活跃、充满生机，否则伤肝。春季睡眠效率下降、慢波深睡眠时间减少，季节性情感障碍发病率升高。

（2）夏季睡眠

夏天气机以生长为主，晚睡早起，充分享受阳光。万物生长枝繁叶茂，体内阳气宣发，适应夏季炎热变化。

由于严重暑热，昼长夜短，加之气温高，湿热重，常因夜间睡眠时间不足而精神不振。少许的午睡，能起到“四两拨千斤”的效果，中午的片刻休息，可换来下午的精力充沛。

睡着以后，身体表面形成阳气保护层，应避免电扇直吹和过低空调破坏，否则醒后状态不佳。

（3）秋季睡眠

秋天开始以收敛为主，应早睡早起，养肝胆之气。

（4）冬季睡眠

冬季白昼时间缩短，人接触光照时间减少，维生素 D 摄入减少，褪黑素释放减少，影响血清素水平，白天犯困，影响睡眠。万物生机潜伏闭藏，晚上应尽快切换到“睡眠模式”，早些睡觉。

冬天的早晨，天寒地冻，应该晚起床，最好等太阳出来，避严寒、保温暖，勿使皮肤开泄出汗。

13. 熬夜=玩命

（1）熬夜

夜间11：00以后不能入睡者，不管白天是否补觉，总睡眠时间虽然不少，仍视为熬夜。生物钟作息节律紊乱，入睡忽早忽晚，睡眠频繁中断等，赖床不起，均视为熬夜。

（2）危害

长期熬夜影响人体生理功能，导致各种慢性病，甚至猝死。凌晨1：00～3：00，为足厥阴肝经运行时间，此时不睡，可影响肝脏代谢，影响皮肤、消化功能。

（3）致病

一些人长期熬夜，白天依靠咖啡、吸烟等方法提神，注意力分散，记忆力减退，内耳微循环障碍，引起突发性耳聋、耳鸣。睡眠少于4.5小时，或多于9.5小时，心脑血管疾病、糖尿病、猝死风险加倍。

（4）致癌

国内外学者已达成共识，熬夜属于2A类致癌危险行为。长期熬夜，睡眠节律紊乱，影响细胞分裂过程，细胞突变机会增加，影响免疫功能，使患癌风险增加。

夜班属于特殊工种，经常面对熬夜、生物钟紊乱等情况，健康风险增加，与多种恶性肿瘤发病率增加有关。可能的话，最好定期调换。

临时值班熬夜，应尽快调整生物钟，白天适当补充睡眠，改变卧室环境，增加隔音效果，保证黑暗环境等。

（5）睡眠保健

中医学理论认为，经常熬夜，可导致阴阳平衡紊乱，男子阳气不足，烦躁易怒，血压、血糖、血脂异常，女子阴精减少，月经不调、闭经、皮肤色素沉着。白天参与社会活动，消耗自身阳气，晚间不睡，即使白天补觉也不能恢复，应保证夜间睡眠休息，补养身体亏空，恢复阴阳平衡。

14. 睡好“美容觉”

（1）“美容觉”

睡眠影响人体生理功能，决定精神状态，影响寿命。睡好了美容养颜，被称为“美容觉”。

（2）“垃圾睡眠”

英国睡眠协会认为，“垃圾睡眠”（junk sleep）与“垃圾食品”（junk food）相对应，指睡眠时间不足、睡眠质量差等。

比如，工作压力大，经常加班，高强度工作，作息不规律，生物钟紊乱，晚上不睡，极度困倦疲惫时，强迫入睡，或者看电视、听音乐才能入睡。醒来后，不愿意起床，经常“赖床”，起床时间不定，白天补觉，强迫延迟睡眠时间，双休日更甚。从睡眠时间考虑，少于 4.5 小时或多于 9 小时，均为“垃圾睡眠”。

（3）危害

“垃圾睡眠”导致工作质量下降，棘手的事情经常拖延不做，只能利用熬夜加班勉强完成。睡眠质量下降，伴多梦、噩梦、惊醒、早醒等，不能缓解疲劳，身体沉重，脱发、记忆减退，精神萎靡、情绪低落，工作经常出错，与他人关系紧张。

由于缺乏睡眠，内分泌激素代谢紊乱，“黑眼圈”、皮肤皱纹、黄褐斑等增多。研究发现，如果平时每晚 8 小时睡眠，连续 5 个晚上，睡眠减少 2 小时，面部皱纹数量增加 45%，斑点增加 13%，皮肤细菌增加 16%，色素沉着区域增加 11%，伴双眼红肿，皮肤松弛。

（4）“美容觉”

良好的睡眠帮助人体自身修复，促使儿童生长发育，稳定情绪，恢复皮肤胶原蛋白活性，修复肌肤细胞，使容颜光泽靓丽。睡好“美容觉”，身心更健康，人格魅力、言谈举止更得体，更有自信，成功机会更大。

15. 失眠的运动处方

（1）运动处方

失眠通常与过度兴奋、不安、焦虑和抑郁等负性情绪有关。运动锻炼是行之有效的养生助眠手段。

具体而言，包括跑步、骑车、游泳等有氧锻炼，以及器械力量等无氧训练。锻炼强化骨骼和肌肉力量，促进 5-羟色胺分泌，缓解压力，减轻焦虑症状，稳定新陈代谢，控制体重，提高睡眠质量。

每周进行 4 次中等强度锻炼，可使睡眠障碍者入睡快、睡眠加深，平均睡眠时间增加约 1 小时。下午或傍晚运动后，新陈代谢加快，睡前体温下降，促进入睡。避免睡前剧烈运动，如跑步、举重等较高强度的力量训练，影响睡眠。

（2）运动改善睡眠

运动组每周 4 次锻炼，每次两组各 20 分钟运动，或者同样每周运动 4 次，但一次连续运动 30～40 分钟。不运动组仅日常休闲活动，例如，听烹饪课、去博物馆、听讲座等。试验对象均处于凉爽、黑暗、安静卧室环境，每晚在固定时间上床休息，如睡不着，不要勉强躺在床上，可下地活动，有困意再上床。

16 周后复查，坚持运动组睡眠状况得到普遍改善，抑郁等不适症状减轻，随着体力活力的增加，日间嗜睡现象减轻，而不运动组睡眠状况依然如故。

（3）高强度运动

美国女性健康研究项目（SWAN）发现，坚持高强度消遣活动或运动，可显著改善失眠女性的睡眠质量，提高睡眠连续性、有效性，增加睡眠深度。短期坚持高强度活动，失眠率即下降 32%。5～6 年后，失眠率下降可达 74%，时间获益呈现递增趋势。

（4）有氧运动

有氧运动干预超重和肥胖男性失眠研究发现，慢性失眠者睡眠状况得到了明显改善。有氧运动改善女性及非超重人群失眠，减少超重或肥胖男性久坐不动时间，增加食欲，改善心血管功能，提高睡眠质量。

失眠者坚持每周进行 3～5 天，每天至少 30 分钟的有氧运动，如慢跑、游泳或跳舞等，持续 6 个月效果最佳。经过生理和认知心理双重干预，提高了自我控制及约束力，可强身健体，稳定情绪，养颜助眠。

16. 端粒与长寿

2009 年，诺贝尔生理学或医学奖授予研究端粒的几位科学家。

（1）端粒

人体端粒位于染色体末端，在细胞分裂过程中，保证 DNA 完整性。

端粒变短是人体衰老的重要特征，是早亡的生物学标志物。端粒长短取决于遗传、环境及生活方式之间的相互作用。

（2）高强度运动

高强度训练的运动员比其他同龄人拥有更长的端粒。美国麻省理工学院研究证实，每周进行超过 5 小时的高强度体力活动，可保护 DNA 端粒功能，防止端粒变短。

成年人每周至少保证 150 分钟的中等强度，或 75 分钟的高强度有氧活动。如活动时间加倍，每周 300 分钟的中等强度训练，或 150 分钟的高强度有氧活动，将获得更多的健康益处。每周增加 1 小时的中等强度体力活动后，人体 DNA 端粒延长 0.08%，增加高强度体力活动后，DNA 端粒延长 0.31%，进行 5 小时以上的体力活动，DNA 端粒延长 1.47%。

（3）影响因素

并非所有的体力活动都有上述作用，普通强度的家务或园艺活动效果相反，增加 1 小时强度较低的家务或园艺活动，DNA 端粒缩短 0.21%。

教育程度较高、种族（非西班牙裔白种人）、体重指数（BMI）正常、不吸烟等因素有益于 DNA 端粒延长。年龄增长，久坐等不良习惯，增加端粒缩短趋势，导致早亡风险增加。

（4）保健意义

保持良好生活习惯，戒烟、控制体重、保证睡眠等，坚持运动锻炼，在确保安全可行的前提下，尽可能增加强度，保护染色体端粒，是健康长寿的基础与前提。

17. 练肌肉=延寿

（1）肌肉力量训练

悉尼大学一项针对超过 80 000 名成年人的研究表明，经常做俯卧撑和仰卧起坐能改善健康状况，延长寿命。

这项大型研究比较了不同运动形式对死亡率的影响发现，经常做肌肉力量训练者全因过早死亡风险降低 23%，癌症相关死亡风险降低 31%。多数人运动量特别是肌肉力量训练不够，调查证实，53%的人活动量不足，超过 85%的人没有达到推荐的运动量。

（2）运动内容

有氧运动时，应保持节奏感，持续时间约 15 分钟或 15 分钟以上，运动强度在中等或中上等程度，达到最大心率（220－年龄）的 75%～85%。

具体运动项目包括长距离慢跑、骑车、游泳、跳绳、健身操、踢踏舞、打太极拳、健身舞、跳绳等，肌肉强健有力，各项生理指标正常。

不依赖于任何特殊设备，只需要使用自身体重力量训练，效果可能等同于在健身房中器械的运动效果，如仰卧起坐和俯卧撑等练习。

世界卫生组织推荐，成年人应每周做 150 分钟有氧运动，每周两次肌肉力量训练。

（3）肌肉训练意义

体内肌肉量决定了健康状况，良好的运动习惯关乎肌肉水平，坚持肌肉训练，保持内分泌激素水平，稳定血液生化指标，提高骨密度水平，可保证良好睡眠质量，延缓衰老。因此，为了保持身体持久健康，应增加肌肉力量训练。

18. 有氧锻炼

研究证实，每周至少 4 次有氧运动，每次连续 30～40 分钟，坚持 4 个月，可明显改善中年失眠人群的睡眠质量，使焦虑抑郁等症状减轻，日间嗜睡症状减少。女性坚持 5 年以上高强度有氧运动，可帮助她们免受睡眠障碍的困扰。每周进行 1～5 次，每次 30～60 分钟的有氧运动，可有效改善超重和肥胖男性慢性失眠症状。

（1）游泳

游泳属于全身运动，可提高心肺功能，有效消耗热量。在标准游泳池中活动 20 分钟所消耗的热量，相当于同样速度下在陆地上活动 1 小时。肌肉训练效果不明显，不增加骨密度。

（2）慢跑或快走

长期坚持跑步，可改善睡眠质量，加强下肢力量，提高心、肺及消化功能，增强体质，改善情绪。

跑前应进行必要的准备活动，场地最好选择塑胶跑道，避免运动损伤。如受环境限制，可选择跑步机锻炼，在保证平衡的前提下，试着放开扶手甩开双臂，有氧利用率增加 8%。准备活动不足，或注意力不集中，可能出现运动损伤。

（3）健身操

健身操可让人拥有完美身材体型，调节心理，放松心情，改善身体各个系统生理功能。

（4）单车

锻炼简便易行，适合部分膝关节骨质增生者，可加强下肢肌肉韧带力量，缓解疼痛症状。进行短时间动感单车锻炼，可达到出汗、减肥的效果。户外骑行时应注意安全。

（5）健身球

对于保持脊柱和盆腔平衡，可有良好的效果。

（6）跳绳

简单易学，耗时少、耗能大，减脂效果突出，每小时消耗热量达 700kcal。锻炼时，应注意避免下肢关节损伤。

19. 增肌减脂

科学合理的肌肉训练、良好的睡眠及均衡的营养饮食，是成功“增肌减脂”的必要条件。

（1）增肌减脂训练

增肌减脂训练可分为动作学习期、肌肉唤醒期、肌肉增长期。

1）动作学习期：此期最好有专业人员指导，按动作要领坚持训练，每次 1 小时左右，依次训练胸、背、腹、四肢肌肉，每个动作 15～30 次，重复 2～3 遍。

2）肌肉唤醒期：数周以后，逐渐适应有关训练模式后，应适当增加强度、加大力量练习，增加对肌肉的刺激强度，唤醒“沉睡”的肌肉。

3）肌肉增长期：经过 2 个月左右的学习适应，进入肌肉增长期。每周循环训练 3～4 次，每次训练不同的肌肉群，进入“增肌减脂”时期。

（2）训练要点

1）依次大量：每次加量训练肌肉，感觉到疲劳、酸痛，让肌肉充分拉伸，经过 48 小时以上的恢复期，再次训练同一块肌肉，使肌力不断增强。

2）兼顾大小肌群：每次训练按胸肌、腰背肌、腹肌、大腿肌、二头肌、三头肌等顺序依次进行。

3）突出重点：大腿股四头肌是全身肌肉训练的基础，可重点单独训练。每周进行一次大强度负重刺激训练，如负重深蹲。训练后注意放松按摩。保护膝关节、延缓血管衰老、增强性能力。

4）器械辅助：可利用哑铃、杠铃、深蹲、卷腹、垫上训练等多种器械手段辅助训练。

（3）“七分吃，三分练”

1）早餐：复合糖类如谷类、豆类等粗粮，部分水果，以及马铃薯、蘑菇、洋葱、辣椒等蔬菜，选择热量“燃烧”缓慢食物，升糖指数较低，富含丰富营养成分，提供足够能量。优质蛋白质如牛羊肉、海鱼等，提供肌肉生长的必需氨基酸。

2）上午加餐：早餐后 3 小时左右，牛奶、瘦肉等，为训练补充优质氨基酸，富含纤维素的水果等。

3）午餐：包括优质蛋白质、糖类、蔬菜等，可包括少量面包、蛋糕等精制糖类食物。某些海鱼如鲑鱼、黄鱼等，富含优质蛋白及健康脂肪，是增肌减脂的必备食品。

4）下午加餐：下午训练前 1 小时，补充氨基酸、补水。训练后 30 分钟，可摄入少量糖类食物补充丢失的肌糖原。

5）晚餐：适量蔬菜，固体食物宜少，优质瘦肉蛋白等“白肉”，宜早不宜晚。

20. 保健按摩

中医认为，清醒与睡眠是一种阴阳交替现象。心肾水火不和，阴阳失衡，失眠多梦、心悸怔忡，白天烦躁不安，夜间睡眠不深，半夜多次醒来。

按摩“失眠”穴位，交通心肾、调节气血，安神定志，缓解失眠，增加深睡眠，改善睡眠质量。

（1）穴位

1）然谷穴：入睡困难，多因精神紧张、焦虑等，常有噩梦，见于心肝失衡、脾胃失调，半夜醒来，见于抑郁症等情况，可按摩位于足内侧的然谷穴。

2）太冲穴：位于人体足厥阴肝经，为“消气穴”之一。失眠伴情绪不稳、肝郁火旺的中年女性，可用力按揉两侧足背太冲穴，产生较强酸胀感，每次按揉3～5分钟，在“源头”上把“气”放掉，缓解症状，提神醒脑，神清气爽。

3）失眠穴：位于脚后跟正中央，脚底中线与内外踝连线相交处，晚上握拳敲击数分钟，或手指点状轻柔按压，同时刺激足趾尖、拇趾根部穴位，安神促进睡眠效果明显。

4）内关：早醒者多伴营血蕴热，伴咽干、口干、痤疮、盗汗等，按摩内关等穴位。内关：位于掌心面，手腕横纹上2寸，个人拇指宽度为1寸，掌长肌腱与桡侧腕屈肌腱之间。

5）神门：位于手腕内侧，小指延伸至手腕关节与手掌相连一侧的腕横纹中，屈肌腱凹陷处。

6）三阴交：位于小腿内侧，足内踝尖上3寸（约4横指宽）可以摸到胫骨，胫骨内后方，脾经、肾经、肝经交会之处，是调养气血的特效穴。

7）照海：在奇经八脉中属阴跷，与足少阴肾经交会，为八脉交会要穴之一，睡前按揉，滋肾清热、通调三焦，补益清热，滋阴降火，缓解失眠、胸闷等症状。

8）劳宫：位于手厥阴心包经，情绪不稳时，轻握拳头，用中指顶对侧掌心处1～2分钟，清理心火，保护心脏，静心、宁神，缓解心悸、心律失常。

9）百会：位于头顶正中，因情绪波动、头痛、头晕而致失眠时，不妨坐下来，手指按揉百会穴，按压7秒左右松手，连续7次。

（2）其他保健手法

睡前推背、捏脊、触腋、摩腹等，可促进血脉流畅，达到滋养脏腑、安眠宁神、强健体魄之功效。

1）推背：推背按摩可激活免疫细胞，达到疏通经络、流畅气血、调和脏腑、祛寒止痛之目的。

患者俯卧于床上，头侧向一方，上肢放松。按摩师立于床边，面向俯者头部，双腿拉开小弓字步，双手五指展伸，并列平放于背上部，保持手掌与背部贴紧，将腰腿力量作用于前臂和掌上。

每次推背力量应适中，向前推，使背部皮肤肌肉在瞬间随手掌迅速推移，自上而下，推至腰部。连续推10次，将头倒向另一方，仍按上法推10次。最后，右手握拳，用腕力捶背，力量适中，自上而下捶打数遍。

2）捏脊：长期坚持捏脊，可改善胃肠道吸收功能，润肠通便、健脾养胃。

患者俯于床上，暴露整个背部。沿脊柱两旁 2 指处，用双手示指和拇指从尾骶骨开始，将皮肤轻轻捏起，慢慢地向前捏拿，一直推到颈下最高的脊柱部位，由下而上连续捏拿 4～6 遍。第 2 遍或第 3 遍时，每捏三下须将皮肤斜向上方提起，如提法得当，可在第 2～5 腰椎处听到轻微的响声。

最后，双手拇指揉按腰部两侧的肾俞穴（在第 2～3 腰椎棘突之间旁开 1.5 寸）。

3）触腋：腋窝部蕴藏着丰富的血管、神经、淋巴结，被触者往往控制不住地发笑，被专家称为“腋窝运动”。夫妻彼此进行最合适，经常为之，增进亲密感，阴阳调和，具有保健意义。一方可趁另一方不注意时，轻触或轻抚、轻挠腋窝部，刺激皮肤末梢神经、血管、淋巴结，有益于激素、递质等分泌，提高抵抗力，防病保健。

4）摩腹：可两人操作，亦可自我按摩。睡前平卧于床，搓热双手放脐周围，顺时针方向绕脐摩腹数十圈，再逆时针方向摩腹数十圈即可。摩腹可刺激腹部末梢神经，促进新陈代谢，减少腹部脂肪堆积，增加血液和淋巴液循环，改善胃肠功能，治疗便秘症状。

21. 安神瑜伽

瑜伽（yoga）是一种身体、心灵与精神和谐统一的锻炼，是一种印度古老的气功，可改善生理、心理、情感和精神等状态。包括调体位法、调息呼吸法、调心冥想法等瑜伽练习。

瑜伽练习带来身心平衡，如动和静、阴和阳、内和外等，缓和的拉伸让人放松，更好地进入梦乡。

（1）坐英雄式

膝盖尽量并拢，臀部坐在双脚之间，保持脊柱直立。

（2）婴儿式

双膝打开，与臀部同宽，跪在垫子上，拇趾相叠置于身后，深吸一口气，呼气时，身体下压到大腿上。尽量拉伸脊柱和颈部，肋骨远离尾骨，双耳远离肩膀。

（3）上犬式

深吸气，肩打开，胸部向前再向上，抬头看眉心，臀部向脚跟方向。尽量放松臀部，只有手掌、脚背贴地。

（4）骆驼式

跪在瑜伽垫上，两腿与双脚分开与胯同宽，脚趾指向后方，双手叉腰，吸气，两手放在两髋部，轻轻将脊柱向后弯曲，伸展大腿前侧肌肉。

在呼气的同时，保持两大腿垂直于地面，将头向后仰，用双掌压住两脚底，借此轻轻将髋部向大腿方向推。保持体式时，把大腿向前推，胸部向上方打开，脊柱轻松伸展。

（5）蝴蝶式

坐在垫子上，双膝弯曲，双脚对齐，用双手握住脚背，把腿打开，用肘部向下压膝盖。开始训练时，幅度不要过大，双腿尽量压向地面，感受髋部伸展状态。

（6）桥式

平躺，双手放于身体两侧，屈膝，放松身体。吸气，臀部抬高，使腰背部离地，腰臀大腿呈一条直线，保持约 5 次呼吸，然后放松，持续做 5 次。

臀部内收，双肘内收，将身体保持在一个水平面上，不要前后移动，保持身体平稳练习。

（7）抱膝压腹式

仰卧，双肩放松，沉向地板，然后双手抱膝。尽量使膝盖、大腿靠近胸腹部，促进深层呼吸，腹式呼吸，排出体内浊气。

（8）仰卧扭转式

平躺，双膝带到胸前，双臂向两侧伸开，手心朝上，把双膝转向左侧，贴在地面上，头向右转。保持姿势，完成 5 次呼吸，体会脊柱伸长与扭转，用腹肌的力量抬起膝盖回到中间，转向另外一个方向，然后双膝朝向右侧，头往左侧。

练习时，双肩放松，沉向地板，微微扭转，释放整个脊柱压力，有助于胃肠消化。

（9）仰卧放松式

平躺，闭上眼睛，双臂和身体间保持几厘米距离，手掌向上，两脚脚跟相距两拳距离，双脚放松向外打开，上下耸动肩膀，尽量延伸脊柱，放松身体。

22. 几种传统助眠方法

（1）冥想“开悟”

冥想与长跑可能是最好的身心修炼，可强大精神心理，强健肌肉活力，动静结合，相得益彰。

1）要点：停止大脑皮质理性与知性思维过程，停止意识支配，解除压抑状态，进入“潜意识”活跃敏感状态，达到“无我”或“忘我”的心灵境界。

2）功效：有效的冥想让“纷乱不堪”的大脑安静下来，稳定情绪，提升专注力，集中注意力与感受力，缓解焦虑紧张，增强自信与自尊心。

冥想练习达到的效果分几个层次，初入门者尝试练习，可达到稳定情绪心境的目的。最顶层是“开悟”状态，只有极个别大师级的人物能够达到。

通过冥想练习，主动“关闭”过度兴奋的某些皮质活动，让大脑进入某种深度休息状态，有效解决平时困扰的问题，如情绪不稳、焦虑不安、睡眠障碍等。

长期冥想训练调整人体生理功能，充实海马区、皮质灰质区功能，回归本真自我，进入“忘我”的无忧境界。在日常生活中，可以时不时“放空”一下，进行冥想练习，包括打坐、呼吸吐纳、观察深层感受等，专注于当下，不为外界左右，进入一种宁静、满足的状态。

（2）“站桩”养生

参天大树虽历经四季风雨，却生生不息，百年以上树龄比比皆是。两千多年前，《黄帝内经·素问》提出，“提携天地，把握阴阳，呼吸精气，独立守神，肌肉若一”，为“站桩”养生最早的论述。

1）要点：“站桩”练习时，要求调整到完全放松自然无我状态，犹如参天大树般站立不动。

姿势因人而异，可以有多种，要求全身保持一种“松而不懈，紧而不僵”的状态，持续数分钟到 1 小时不等。腹式呼吸，加大膈肌活动范围，按摩肠胃，促进消化功能，缓解便秘。同时，四肢保持不动，骨骼肌群持续不断微收缩，毛细血管处于开放状态，皮肤发热出汗，促进全身血液循环，四肢手足感觉麻胀发热，甚至可能感觉类似蚂蚁爬过一样。

2）功效：坚持“站桩”练习，增强肌肉收缩力量，促进循环、呼吸、消化、神经、内分泌等系统功能，提高机体抵抗力，稳定自主神经，改善失眠、早醒、多梦症状。“站桩”不仅是武术爱好者练习的基本功，也是简单易行、安全可靠、疗效明显的医疗保健方法，养生助眠，效果肯定。

（3）气功助眠

1）功效：气功源于数千年前，由身体活动、姿势变化、呼吸吐纳、意念冥想等组成，调和身体“气”，改善睡眠，保持健康。

一个人生命力的大小关键是看命门阳气是否充足，肾阳气相当于命门真火。老年阳虚寒重者，以及宫寒痛经、不孕不育者，睡前练习“还阳卧”，益气补肾阳。

2）要点：身体自然平躺，髋关节放松，双腿摆成环状，两脚脚心相对，脚后跟最好直对会阴，即脚后跟摆在身体正中垂直线上，两手心放于大腿根部附近，掌心向腹部。身体放松，呼吸吐纳，肾气充盈，缓解腰痛，纠正肾虚症状。

坚持上述练习 1 个月左右后，进一步练习“混元卧”。

仰卧位平躺，两脚心相对，两手十指交叉并按在头顶百会穴处，呼吸吐纳，阳气充盈。练习期间，忌熬夜、忌食辛辣油腻，不可使用电热毯。如出现性兴奋，切忌妄泄精气，深呼吸，舌抵上腭，提肛收腹，闭目养神，注意力集中在头顶百会穴，保持凝心静气状态。

（4）太极拳

太极拳是我国非物质文化遗产，长期练习，可身心健康，加深睡眠。

1）要点：四十二式太极拳包括完整的 42 个动作，应在数分钟内匀速完成，稍休息后，再重复进行。

练习时，应调整呼吸与动作的关系。完成起身、屈臂、内收、蓄劲等动作时，配合深吸气。下蹲、伸臂、外展、蹬脚、用力等动作时，配合呼气。呼吸吐纳配合动作练习，腹式呼吸增加肺部通气量，稳定重心、神形一致，效果事半功倍。个别动作如太极推手等，采用胸式呼吸。陈式太极拳进行发力动作时，采用发声呼吸。

2）功效：太极拳训练注重内功、以柔克刚，通过调节呼吸，兼练身心，缓解肌肉紧张，增加柔韧度及平衡性。气沉丹田，内外结合，舒畅经络。

（5）腹式呼吸

放松训练法又称松弛疗法，常用的放松技术包括腹式呼吸放松法、想象放松法、肌肉放松法等。

1）要点：腹式呼吸为深度呼吸，通过横膈肌移动，腹肌、腹腔脏器参与呼吸过程。吸气时，横膈肌下降，脏器下移，肺部膨胀更多，吸收更多氧气。吐气时，膈肌上升，吐出大量停留在肺底的二氧化碳。

初学者练习前，祛除杂念，放松身心，坐、卧、站均可，左手放胸前，右手放肚脐。张口呼气，同时感觉腹部收回缩小，横膈肌上升，尽量吐尽肺部残气，应发出吐气音。闭嘴，用鼻深吸气，肺部扩张，感觉腹部挺起，横膈肌下降，气息通过鼻腔、喉咙、气管、肺部，直达脐下丹田。

关键在于，无论是吸还是呼，都要尽量达到极限量，腹部挺起与收缩达极点。循环往复，熟练练习后，保持节奏一致，意识关注呼吸，双手可放在身体两侧。

建议初学者每天练习 3 次，早晨起床前、中午小睡前、晚上睡前，每次 15 分钟左右。

2）功效：练习数月后，腹式呼吸即成为人体自然呼吸状态，入睡快，深睡眠增加，平抑交感神经兴奋，稳定自主神经，减慢心率，平稳血压，达到调理身心健康之效果。

通过训练，有意识控制自身心理活动，降低唤醒水平，缓解紧张情绪，促进睡眠。疗效等同于气功、八段锦、站桩、冥想、瑜伽、禅修等。

23. 60 秒快速入睡法

美国安德鲁·威尔博士建议，失眠者可练习“478 呼吸法”，缓解精神紧张、焦虑不安的状态，练习 2 个月左右，可帮助失眠者在 60 秒左右快速入睡。

（1）张口长呼气，心中默数 8（1，2，3，4，5，6，7，8）。

（2）闭嘴，用鼻吸气，同时，心中默数 4（1，2，3，4）。

（3）屏气，停止吸气，屏住呼吸，心中默数 7（1，2，3，4，5，6，7）。

注意：吸气用鼻，同时，舌抵上腭，呼气用口，并且出声。初学者可以在白天练习，每天 2 次，每次重复上述动作若干组。

功效：练习 6～8 周后，熟练掌握动作要领，可在 60 秒左右进入睡眠状态。练习时应注意力集中，注意呼吸吐纳，吸入更多的氧气，调节自主神经功能，抑制交感神经兴奋作用，调节副交感神经，缓解紧张焦虑情绪。

练习时，先从自然呼吸入手，渐进到不调息，至息自调阶段，最后，吐纳同时进行，吸进比平时多的氧气，并呼出二氧化碳等大量浊气，气体交换，充分排浊觅清、吐故纳新。

练习数次之后，即出现放松、打哈欠等现象。中医养生理论推崇腹式呼吸放松法，与“478 呼吸法”异曲同工。

第 7 章　睡眠障碍评估检查

1. 艾泼沃斯嗜睡量表

1990 年，澳大利亚 Epworth 医院学者编制了艾泼沃斯嗜睡量表（Epworth sleepiness scale，ESS）。

最近几个月，在以下情况时，有没有打瞌睡情况［依据程度分为 0～3 分，无=0，偶尔（每周 1 次或 2 次）=1 分，可能性中（每周 3 次或 4 次）=2 分，经常（每周 5 次及以上）=3 分］，见表 7-1。

表 7-1　艾泼沃斯嗜睡量表（ESS）

内　容	分　值
坐着阅读书刊时	0，1，2，3
看电视时	0，1，2，3
在公告场所坐着不动，如在剧院或开会时	0，1，2，3
乘坐汽车超过 1 小时，没有停车休息	0，1，2，3
下午躺下休息时	0，1，2，3
坐着与人聊天时	0，1，2，3
午饭后静坐时（未饮酒）	0，1，2，3
堵车时，原地停车几分钟	0，1，2，3

正常：0～9 分；轻度嗜睡：10～12 分；中度嗜睡：13～17 分；重度嗜睡：≥18 分

如果患者打鼾伴白天嗜睡，可使用艾泼沃斯嗜睡量表评估日间嗜睡程度，当评分大于 10 分时，可进行睡眠监测检查，明确诊断。

评分标准：按 0～3 分 4 级评分，分别代表在 8 种相应情况下，从不嗜瞌睡到总是打瞌睡。

结果：总分 0～24 分，得分越高，嗜睡程度越重。中度以上为过度嗜睡，需进一步检查确定原因。

意义：评估患者在白天不同工作生活情况下嗜睡程度。8 种相应情况包括了大多数日常生活场景，均或多或少存在诱导睡眠可能，依次判断嗜睡程度，较为客观准确。

2. 匹兹堡睡眠质量指数

1989 年，美国匹兹堡大学学者编制了匹兹堡睡眠质量指数（Pittsburgh sleep quality index，PSQI），用于综合评定睡眠的质与量，与多导睡眠图检查结果相关性较好，见表 7-2。

表 7-2　匹兹堡睡眠质量指数（PSQI）

最近 1 个月出现				
1）晚上睡眠通常____点				
2）从上床到入睡需要____分钟				
3）早晨____点起床				
4）每晚实际睡眠____小时				
5）下列因素影响睡眠情况，回答下列问题				
a-入睡困难（30 分钟内不能入睡）	A.无	B.<1 次/周	C.1～2 次/周	D.≥3 次/周
b-夜间易醒或早醒	A.无	B<1 次/周	C.1～2 次/周	D.≥3 次/周
c-夜间上厕所	A.无	B<1 次/周	C.1～2 次/周	D.≥3 次/周
d-夜间呼吸不畅	A.无	B.<1 次/周	C.1～2 次/周	D.≥3 次/周
e-夜间咳嗽或打鼾	A.无	B.<1 次/周	C.1～2 次/周	D.≥3 次/周
f-夜间感觉太冷	A.无	B.<1 次/周	C.1～2 次/周	D.≥3 次/周
g-夜间感觉太热	A.无	B.<1 次/周	C.1～2 次/周	D.≥3 次/周
h-夜间噩梦	A.无	B.<1 次/周	C.1～2 次/周	D.≥3 次/周
i-夜间疼痛	A.无	B.<1 次/周	C.1～2 次/周	D.≥3 次/周
j-其他问题影响睡眠	A 无	B.<1 次/周	C.1～2 次/周	D.≥3 次/周
存在上述问题，请说明具体情况：__________				
6）你认为近 1 个月，睡眠质量	A.很好	B.<较好	C.较差	D.很差
7）近 1 个月，使用催眠药物	A.无	B.<1 次/周	C.1～2 次/周	D.≥3 次/周
8）近 1 个月，经常感觉疲倦，难以保持清醒				
	A.无	B.<1 次/周	C.1～2 次/周	D.≥3 次/周
9）近 1 个月，经常感觉精力不足	A.无	B.偶尔	C.有时	D.经常
10）近 1 个月有无下列情况				
高声打鼾	A.无	B.<1 次/周	C.1～2 次/周	D.≥3 次/周
较长时间呼吸暂停	A.无	B.<1 次/周	C.1～2 次/周	D.≥3 次/周
腿部抽动痉挛	A.无	B.<1 次/周	C.1～2 次/周	D.≥3 次/周
睡眠时出现意识模糊不能辨认方向	A.无	B.<1 次/周	C.1～2 次/周	D.≥3 次/周
睡眠时出现其他特殊情况	A.无	B.<1 次/周	C.1～2 次/周	D.≥3 次/周

正常：0～6 分；轻度睡眠障碍：7～11 分；中度睡眠障碍：12～16 分；重度睡眠障碍：≥17～21 分

评分标准：由19个自评和5个他评条目构成，18个自评条目组成7个因子，分别代表睡眠质量、入睡时间、睡眠时间、睡眠效率、睡眠障碍、催眠用药、日间功能等情况，按0～3分4级评分，累计为总分。

A.睡眠质量：条目6，A、B、C、D分别计0、1、2、3分。

B.入睡时间：条目2，“≤15分”0分，“16～30分”1分，“31～60分”2分，“≥60分”3分；条目5a，A、B、C、D分别计0、1、2、3分；累加条目2和条目5a计分，“0”0分，“1～2”1分，“3～4”2分，“5～6”3分。

C.睡眠时间：条目4，“＞7小时”0分，“6～7小时”1分，“5～6小时”2分，“＜5小时”3分。

D.睡眠效率：条目4（睡眠时间）/床上时间（条目1～条目3）×100%；＞85% 0分，75%～84%1分，65%～74% 2分，＜65% 3分。

E.睡眠障碍：根据5b～5j计分，“无”计0分，＜1次/周计1分，1～2次/周计2分，≥3次/周计3分。

F.催眠药物：条目7，A、B、C、D分别计0、1、2、3分。

G.日间功能障碍：根据条目8，无计0分，＜1次/周计1分，1～2次/周计2分，≥3次/周计3分；根据条目9，无计0分，偶尔计1分，有时计2分，经常计3分；累加条目8和条目9计分，“0”计0分，“1～2”计1分，“3～4”计2分，“5～6”计3分。

总分=A+B+C+D+E+F+G

结果：最低0分，最高21分，分数越高说明睡眠质量越差。国内成年人睡眠质量参考界值总分定为7分，＞7分为睡眠质量差，≤7分为睡眠质量好；总分7～11分为轻度睡眠障碍，总分12～16分为中度睡眠障碍，总分17～21分为重度睡眠障碍。

意义：在有关睡眠评定量表基础上发展而成，综合评定被试者最近1个月睡眠的质与量，结果详细，具体明确。

3. 阿森斯失眠量表

阿森斯失眠量表（Athens insomnia scale，AIS）用于自我测评失眠及程度（表7-3）。

表 7-3　阿森斯失眠量表（AIS）

内　容	分　值			
入睡时间	0.正常	1.轻微延迟	2.明显延迟	3.严重延迟整夜不能入睡
夜间易醒	0.正常	1.轻微	2.明显影响	3.严重影响或不能入睡
早醒	0.无	1.轻微提早	2.显著提早	3.严重提早或不能入睡
睡眠时间	0.足够	1.轻微不足	2.显著不足	3.严重不足或不能入睡
睡眠质量（不论长短）	0.满意	1.轻微不满	2.显著不满	3.严重不满或不能入睡
白天情绪	0.正常	1.轻微低落	2.明显低落	3.严重低落或不能睡眠
白天身体功能（体力、精神等）	0.足够	1.轻微影响	2.显著影响	3.严重影响
白天思睡	0.无	1.轻微思睡	2.显著思睡	3.严重影响

评分标准：总分小于 4 分为正常，4～6 分为可疑失眠，>6 分为失眠。最低 0 分，最高 21 分。

意义：自我评定睡眠质量，分数越高睡眠质量越差。近 1 个月，判断下列情况每周是否发生 3 次。

4. 深度睡眠质量评估表

由中国睡眠研究会根据世界卫生组织（WHO）有关标准制定。记录深度睡眠质量自我评估情况，见表 7-4。

表 7-4　深度睡眠质量评估表

内　容	分　值
入睡时间	0 分：很快入睡
	1 分：年轻人超过 30 分钟
	2 分：半夜 12 时以后才能入睡
	3 分：老年人超过 40 分钟不能入睡
夜间苏醒	0 分：睡眠深，不易惊醒
	1 分：醒后又入睡不超过 5 分钟
	2 分：醒来超过 5 分钟
	3 分：醒来超过 40 分钟
早醒	0 分：不早醒
	1 分：比平时早醒 30～60 分钟
	2 分：比平时早醒 60～120 分钟
	3 分：后半夜基本醒着

续表

内　容	分　值
睡眠深度	0 分：沉睡，不易唤醒
	1 分：睡着，但易惊醒
	2 分：感觉整夜做梦，对环境很敏感
	3 分：基本没睡着，像没睡一样
梦境	0 分：被唤醒时，没有做梦，感觉做过，想不起来内容
	1 分：被唤醒时做梦，内容很清楚
白天情绪	0 分：情绪正常稳定
	1 分：情绪不稳定，急躁易怒
	2 分：情绪低落
身体状况	0 分：精力充沛
	1 分：无精打采，反应下降
	2 分：健忘，记忆力减退
气色	0 分：面色红润有光泽
	1 分：面色苍白憔悴或晦暗
	2 分：眼睑松弛，皱纹增加

总分小于 4 分，睡眠质量尚可；总分 4～6 分，睡眠质量较差；总分 6 分以上，睡眠质量很差，影响身心健康。

5. 多次小睡潜伏期试验

多次小睡潜伏期试验（MSLT）用于测定在缺乏警觉因素情况下，发生生理性睡眠的倾向性，为评价白天过度思睡的客观方法，是发作性睡病的重要辅助诊断方法，可帮助鉴别真、假思睡及评价思睡程度。

多导睡眠图监测检查后次日上午，进行 MSLT 检查，5 次小睡，每次 30 分钟，间隔 2 小时。

结果判断：计算每次小睡的入睡潜伏期和快波睡眠潜伏期。试验平均入睡潜伏期＞10 分钟为正常；5～10 分钟为中度思睡；≤5 分钟为重度思睡。若入睡后立即出现快波睡眠，称为“快波始发睡眠”，为发作性睡病的重要特征之一。

6. 觉醒保持试验

觉醒保持试验（MWT）用于定量分析受试者保持清醒状态的能力，应安排在舒适、安静、黑暗等适宜睡眠的环境中检查。检查方法与多次小睡潜伏期试验（MSLT）基本相同，记录时间一般为 40 分钟，采取卧位或坐位。

检查前，工作人员对受检者发出“尽量保持清醒”口令，检查结束后计算睡眠潜伏期。若受试者出现15秒以上睡眠即中止检查。也可采用分4次检查，每次持续20分钟，间隔2小时，若出现2期慢波睡眠、快波睡眠或3次1期睡眠立即停止检查。

7. 睡眠日记

睡眠日记内容包括就寝时间、入睡前持续时间、夜间醒来时间和原因、卧床时间、总睡眠时间、早晨清醒时间、服用药物等其他情况，以及午睡情况、总体睡眠质量、日间功能状况等，影响睡眠的环境、心理、生理等因素。可以动态了解个人睡眠状态，有助于确定睡眠障碍及原因，观察睡眠治疗效果。通常可以分两部分记录，早晨起床及睡前情况分别记录。

8. 睡眠卫生习惯量表

客观评价环境等因素对睡眠影响，了解不良睡眠卫生习惯，针对性制订个性化睡眠治疗保健方案（表7-5）。

表7-5　睡眠卫生习惯量表

注意事项：对下列行为，根据您自己的情况，在每项后面的括号内填上您每周参与以下活动或经历的平均天数。（0～7天）
• 午睡或打盹（　）天
• 上床睡觉时感到口渴（　）天
• 上床睡觉时感到饥饿（　）天
• 每天吸烟超过1包（　）天
• 定期服用催眠药（　）天
• 睡前4小时内喝含咖啡因的饮料（咖啡或茶）（　）天
• 睡前2小时内喝3杯啤酒或其他酒（　）天
• 睡前4小时内口服含咖啡因的药物（　）天
• 准备上床睡觉前担心睡觉的能力（　）天
• 白天担心晚上睡觉的能力（　）天
• 喝酒帮助睡觉（　）天
• 睡前2小时内剧烈运动或活动（　）天
• 睡觉光线干扰（　）天
• 睡觉受噪声干扰（　）天
• 睡觉受同床人干扰（一人睡则填无）（　）天
• 每晚睡同样时间（　）天
• 睡觉前要设法使自己放松（　）天
• 下午或傍晚锻炼身体（　）天
• 晚上睡觉时卧室或床温暖、舒适（　）天

9. 抑郁自评量表

抑郁自评量表（SDS）（表 7-6）反映抑郁状态包括特异症状。精神-情感症状（抑郁心境、哭泣）；躯体性障碍（情绪的日夜差异、睡眠障碍、食欲缺乏、性欲减退、体重减轻、便秘、心悸、易疲劳）；抑郁心理障碍（思维混乱、无望感、易激惹、犹豫不决、自我贬值、空虚、不满足感、自杀念头）。

以下每个问题按 1～4 级评分，累计得分为结果。请根据过去一周出现以下情况的频率，回答以下 20 个问题，每个问题仅有一个答案。

1 分：≤1 天/周；2 分：1～2 天/周；3 分：3～4 天/周；4 分：5～7 天/周。

表 7-6　抑郁自评量表（SDS）

内　容	分　值
（1）我觉得闷闷不乐，情绪低沉	1，2，3，4
（2）一阵阵哭出来或觉得想哭	1，2，3，4
（3）我晚上睡眠不好	1，2，3，4
（4）我发觉体重下降	1，2，3，4
（5）我有便秘的苦恼	1，2，3，4
（6）我心跳比平时快	1，2，3，4
（7）我无缘无故地感到疲乏	1，2，3，4
（8）我觉得不安而不能平静	1，2，3，4
（9）我比平常容易生气激动	1，2，3，4
（10）我认为如果我死了别人会生活得好些	1，2，3，4
（11）我觉得一天之中早晨心情最好	4，3，2，1
（12）我吃得和平常一样多	4，3，2，1
（13）我与异性亲密接触时和以往一样感觉愉快	4，3，2，1
（14）我的头脑和平时一样清楚	4，3，2，1
（15）我觉得经常做的事情并没有困难	4，3，2，1
（16）我对将来抱有希望	4，3，2，1
（17）我觉得做出决定是容易的	4，3，2，1
（18）我觉得自己是个有用的人，有人需要我	4，3，2，1
（19）我的生活过得很有意思	4，3，2，1
（20）平常感兴趣的事情我照样感兴趣	4，3，2，1

标准分=粗分×1.25。国人 41 分为正常粗分上限，53～62 分为轻度抑郁，63～72 分为中度抑郁，72 分以上为重度抑郁

10. 焦虑自评量表

焦虑自评量表（SAS）（表 7-7）包括 20 个项目，每个按 1～4 级评分，最低 20 分，最高 80 分。总分为粗分，换算为标准分（标准分=粗分×1.25）。

国人 50 分为正常上限，SAS≥50 分为焦虑状态，得分越高，焦虑程度越重。50～59 分轻度焦虑，60～69 分中度焦虑，70 分以上重度焦虑。

以下每个问题按 1～4 级评分，累计得分为结果。请根据过去一周出现以下情况的频率，回答以下 20 个问题，每个问题仅一个答案。

1 分：没有或几乎没有；2 分：有时或小部分时间；3 分：经常或相当多时间；4 分：总是。

表 7-7　焦虑自评量表（SAS）

内　容	分　值
（1）我觉得比平时容易紧张和着急	1，2，3，4
（2）我无缘无故地感到害怕	1，2，3，4
（3）我容易心里烦乱或惊恐	1，2，3，4
（4）我觉得我可能要发疯	1，2，3，4
（5）我手脚发抖打颤	1，2，3，4
（6）我因为头痛、头颈痛和背痛而苦恼	1，2，3，4
（7）我感到容易衰弱和疲乏	1，2，3，4
（8）我觉得心跳得很快	1，2，3，4
（9）我因为一阵阵头晕而苦恼	1，2，3，4
（10）我有晕倒发作或觉得要晕倒似的	1，2，3，4
（11）我手脚麻木和刺痛	1，2，3，4
（12）我因为胃痛和消化不良而苦恼	1，2，3，4
（13）我经常要小便	1，2，3，4
（14）我脸红发热	1，2，3，4
（15）我做恶梦	1，2，3，4
（16）我觉得一切都很好，也不会发生什么	4，3，2，1
（17）我觉得心平气和，并且容易安静坐着	4，3，2，1
（18）我呼吸、吸气都感到很容易	4，3，2，1
（19）我呼吸、吸气都感到很容易	4，3，2，1
（20）我容易入睡并且一夜睡得很好	4，3，2，1

11. 多导睡眠图检查监测

多导睡眠图检查为诊断阻塞型睡眠呼吸暂停低通气综合征（OSAHS）的“金标准”。

多导睡眠图检查监测指标包括睡眠呼吸暂停低通气指数、每小时睡眠呼吸暂停及低通气数、睡眠和呼吸参数、脑电图（EEG）、眼动电图（EOG）、心电图（ECG）和肌电图等生理指标，监测血压、脉搏等反映心血管功能的生理指标，测定阴茎夜间勃起功能等。

利用呼吸感应体积描记、热气流传感器等监测鼻口通气量，检查鼻腔气压和气流阻塞等情况，在患者胸部和腹部放置描记电极，胸腹带用于记录低通气时胸廓运动情况，检查胸式及腹式呼吸张力图，使用动脉血氧饱和度监测缺氧情况，鉴别阻塞型和中枢型睡眠事件。

部分患者可能发生与体位有关的阻塞型睡眠呼吸暂停事件，肢体活动可能改变睡眠阶段、呼吸及身体状况，通常可采用胫骨前肌肌电图等对此进行评估。鼻腔压力检测低通气比热敏电阻敏感，上述两种方法测定呼吸暂停低通气指数可能存在差异。通常将血氧饱和度下降 4%作为发生呼吸暂停标志，气流消失超过 10 秒，并伴有低氧血症，为 1 次呼吸暂停事件。

多导睡眠图检查可分析睡眠结构，监测异常脑电活动，判定失眠类型及程度。通过监测睡眠呼吸功能，确诊各种睡眠呼吸障碍疾病，区分不同类型及程度。

12. 便携式睡眠监测检查

由于多导睡眠图检查过程比较烦琐、费时，对于部分患者，排除潜在的复杂疾病后，如有肺部疾病、心力衰竭或神经肌肉疾病等，可采用便携式家庭睡眠呼吸监测检查，监测鼾声、鼻气流、体位、血氧饱和度和脉搏等参数，判定呼吸暂停和低通气程度。

由于便携式家庭睡眠呼吸监测更加接近自然状态，可能更准确地反映患者睡眠障碍情况。包括全指标及改良式便携式多导睡眠检查仪两类。全指标便携式多导睡眠检查仪项目与标准多导睡眠图检查基本相同，通过分析睡眠结构等生理指标，判定失眠及各种睡眠呼吸障碍疾病类型及程度。本检查操作烦琐，需要专业人员到场检查。

根据患者具体情况，利用改良式便携式多导睡眠检查仪，调整部分检查项目，如鼻气流、呼吸运动、血压、血氧饱和度等。用于睡眠呼吸障碍疾病的初步筛查、观察治疗效果等。

13. 微动敏感床垫睡眠检测

微动敏感床垫睡眠监测系统采用微动敏感床垫采集有关睡眠信号，分析睡眠分期、睡眠呼吸异常等情况。检查无须在受试者身体上放置电极或传感器等设备，可检查心电、呼吸、躯体活动等情况，对睡眠干扰不大，更接近自然睡眠状态。相对多导睡眠图（PSG）检查而言，检查内容较少，结果不够准确。

微动敏感床垫睡眠监测基本原理是利用床垫内部的微动敏感设备，采集受试者心跳、呼吸、体动等微动信号，并转化为电信号储存在终端，加以分析处理，得到心跳、呼吸、体动等数据，推测睡眠分期等数据，进而分析睡眠情况。

微动敏感床垫一般包括 3 个独立测试分区（头颈部、躯体、下肢），每个测试分区均包括大量微压敏感测试单元。

参考文献

李卉，师乐，陆林. 2019.2018 睡眠障碍相关重要进展.中华医学信息导报, 34（2）:15.

中华医学会神经病学分会. 2018.中国成人失眠诊断与治疗指南（2017）.中华神经科杂志, 51（5）:324-335.

中国睡眠研究会. 2019.中国失眠症诊断和治疗指南.中华医学杂志, 97（24）:1844-1856.

中华医学会神经病学分会睡眠障碍学组.2017.中国快速眼球运动睡眠期行为障碍诊断与治疗专家共识.中华神经科杂志,50（8）:567-571.

中国医师协会睡眠医学专业委员会.2018. 成人阻塞性睡眠呼吸暂停多学科诊疗指南.中华医学杂志, 98（24）:1092-2014.

（英）查理斯·艾德茨考斯基. 2014.7 天改善睡眠：深睡眠.武汉：湖北科学技术出版社.

Lauren M，Hablitz, Hanna S, et al.2019.Increased glymphatic influx is correlated with high EEG delta power and low heart rate in mice under anesthesia.Science Advances, 27（2）: 5447.

Hauner KK, Howard J D,Zelano C, et al. 2013.Stimulusspecific enhancement of fear extinction during slow wave sleep. Nature neuroscience, 16（11）: 1553-1555.

Adam J Krause,Aric A Prather, Tor D Wager, et al. 2019.The pain of sleep loss:A brain characterization in humans Neuroscience ,28: 2408-2418.

Laker RC, Drake JC, Wilson RJ, et al. 2017 .Ampk phosphorylation of Ulk1 is required for targeting of mitochondria to lysosomes in exercise induced mitophagy . Nat Commun, 15（1）:548.

De Vivo,2017.Ultrastructural evidence for synaptic scaling across the wake/sleep cycle.Science , 355（6324）:507-510.

Diering, Gh. 2017. Homer1a drives homeostatic scalingdown of excitatory synapses during sleep. Science, 355（6324）:511-515.

Li W, Ma L, Yang G, et al.2017.REM sleep selectively prunes and maintains new synapses in development and learning . Nature neuroscience, 20（3）: 427-437.

Irwin M R,Olmstead R,Carroll J E. 2015.Sleep disturbance sleep duration, and inflammation:A systematic review and meta analysis of cohort studies and experimental sleep deprivation. Biol Psychiatry,24（5）:678-682.

Sadowski JH. 2016.Sharp wave ripples orchestrate the induction of synaptic plasticity during reactivation of place cell firing patterns in the hippocampus cell rep, 14（8）:1916-1929.

De Lavilléon G,Lacroix M M,RondiReig L，et al.2015.Explicit memory creation during sleep demonstrates a causal role of place cells in navigation.Nature neuroscience,8（4）:493-495.

Palm A,Janson C,Lindberg E. 2015.The impact of obesity and weight gain on development of sleep problems in a populationbased sample.Sleep Med,16（5）:593-597.

Veatch OJ, Keenan BT, Gehrman PR, et al. 2017.Pack AI.Pleiotropic genetic effects influencing sleep and neurological disorders. Lancet Neurol, 16（2）:158-170.

Liu,Chun-feng,Wang,Tao,Zhang,Shu-Qian, et al. 2018. Management recommendations on sleep disturbance of patients with parkinson's disease. Chinese Medical, 131（24）: 2976-2985.

Sivertsen B,Hysing M,Wehling E,et al.2013.Neuropsychological performance in older insomniacs.Neuropsychol Dev Cogn B Aging Neuropsychol Cogn,20（1）:34-48.

Tamaki, Masako. 2014. The first night effect suppresses the strength of slow wave activity originating in the visual areas during sleep. Vision research, 99 : 154-161.

Qaseem A, Kansagara D, Forciea MA, et al. 2016.Management of chronic Insomnia Disorder in Adults: A Clinical Practice Guideline from the American College of Physicians. Ann Intern Med,165（2）:125-133.

Insana SP,Williams KB,Montgomery Downs HE. 2013.Sleep disturbance and Neuro performance among postpartumwomen. Sleep, 36（1）:73-81.

LI Y,Vgonizas A N,Fernandezmendoza J,et al.2015.Insomnia with physiological hyperarousal is associated with hypertension.Hypertension,65（3）:644-650.

Tobaldini E,Costantino G,Solbiati M,et al.2017.Sleep,sleep deprivation,autonomic nervous system and cardiovascular diseases.Neurosci Biobehav Rev,74: 321-329.

Juhua L,Megan S,Jean W,et al.2013.Sleep disturbance and incidence of thyroid cancer in postmenopausal women the Women's Health Initiative .Am J Epidemiol,178（1）:836.

Fang H F,Miao N F,Chen C D,et al.2014.Risk of cancer in patients with insomnia,parasomnia,and obstructive sleep apnea:a nationwide nested case control study.J Cancer,6（11）:1140-1147.

Kline CE,Irish LA,Krafty RT, et al.2013.Consistently high sports/exercise activity is associated with better sleep quality, continuity and depth in midlife women: the SWAN sleep study, Sleep, 36（9）:1279-1288.